Ménopause au naturel

À PROPOS

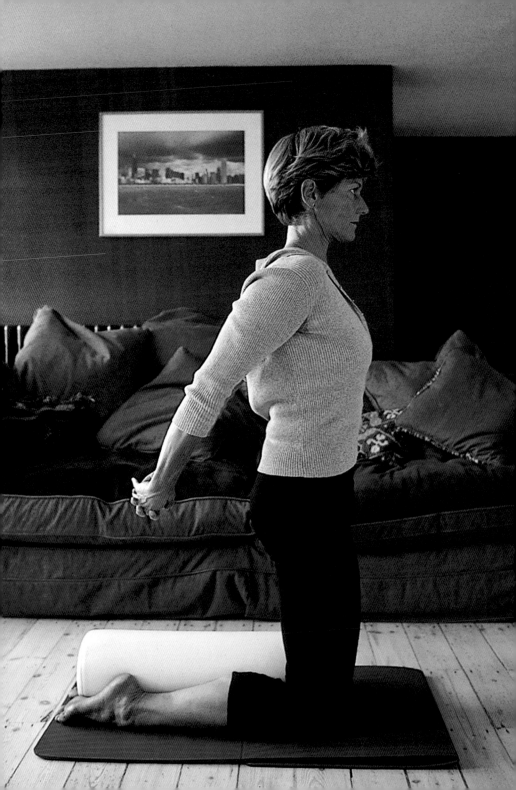

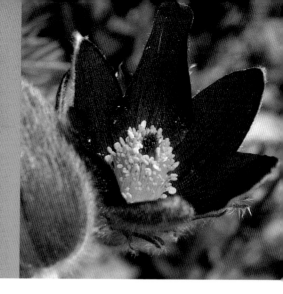

Ménopause au naturel

Jan Clark

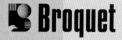 **Broquet**

97-B, montée des Bouleaux, Saint-Constant Qc, Canada J5A 1A9
Tél.: (450) 638-3338 Téléc: (450) 638-4338
Internet: www.broquet.qc.ca Courriel: info@broquet.qc.ca

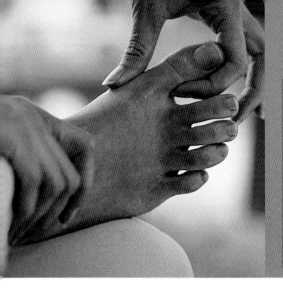

Catalogage avant publication de Bibliothèque et Archives
nationales du Québec et Bibliothèque et Archives Canada

Clark, Jan

  Ménopause au naturel

Traduction de: Natural menopause.

        Comprend des réf. bibliogr. et un index.

        ISBN 978-2-89000-930-1

          1. Ménopause - Médecines parallèles. 2. Ménopause.
I. Titre.

        RG186.C5214 2008   618.1'7506   C2007-941738-8

Pour l'aide à la réalisation de son programme éditorial, l'éditeur remercie
Le Gouvernement du Canada par l'entremise du Programme d'Aide au
Développement de l'industrie de l'Édition (PADIÉ ; La Société de Développement
des Entreprises Culturelles (SODEC) ; L'Association pour l'Exportation du Livre
Canadien (AELC). Le Gouvernement du Québec - Programme de crédit d'impôt
pour l'édition de livres - Gestion SODEC.

Titre original : Natural Menopause
Première publication en Grande Bretagne en 2004 par Hamlyn, une division
de Octopus Publishing Group Ltd
2–4 Heron Quays, Londres E14 4JP

Copyright © Octopus Publishing Group Ltd 2004

Pour l'édition française :
Copyright © Broquet inc., Ottawa 2008
Dépôt légal — Bibliothèque nationale du Québec
1er trimestre 2008

Traduction : Patricia Ross
Révision : Audrey Lévesque, Diane Martin
Infographie : Sandra Martel

Imprimé en Chine

ISBN 978-2-89000-930-1

Le contenu de ce livre a déjà fait l'objet d'une publication en 2003 dans HRT
and the Natural Alternatives

Avis de sécurité
Bien que toutes les précautions aient été prises concernant la précision et la
véracité des informations et
des conseils contenus dans
cet ouvrage avant la mise
sous presse, ni l'éditeur, ni
les rédacteurs, ni l'auteure
ne sauraient être tenus
responsables pour toutes
conséquences découlant
de l'utilisation de l'information contenue dans cet
ouvrage. La lectrice ou le
lecteur devrait toujours consulter un médecin pour
toute question de santé,
particulièrement en pré-
sence de symptômes pou-
vant nécessiter une attention médicale ou un diag-
nostic médical.

Table des matières

Introduction

Toutes les femmes traversent un jour une ménopause. À la différence d'autres états pouvant modifier l'organisme de la femme, telle une grossesse, la ménopause ne vous laisse aucun choix. C'est pourquoi il est important d'en comprendre autant que possible les mécanismes.

On définit la ménopause comme étant «l'arrêt définitif des règles», comme s'il s'agissait simplement d'un robinet qui se ferme un beau matin. En réalité, il s'agit bien davantage d'une série de pauses intermittentes des fonctions ovariennes, qui font partie du processus de vieillissement. Certaines femmes font exception et passent à la ménopause de manière soudaine, à la suite d'une opération, d'une radiothérapie ou d'une chimiothérapie.

Que votre ménopause survienne naturellement ou à la suite d'une opération, cette expérience vous semblera des plus uniques et individuelles. De nombreux mythes et stéréotypes entourent la ménopause, tels que : les femmes souffrent de dépressions profondes et de rages violentes ; elles pleurent leur jeunesse perdue ; ou elles perdent leur capacité d'avoir du sexe. En fait, la seule affirmation que l'on puisse faire au sujet de la ménopause, c'est que les menstruations arrêtent. Tous les autres détails de l'expérience varient d'une femme à une autre.

Dérivé des mots grecs *méno* (mois) et *pausis* (cessation), le terme ménopause a été utilisé la première fois en 1872. À cette époque, la médecine occidentale considérait la ménopause comme une condition médicale ayant le potentiel de causer une variété de maladies, allant de la diarrhée au diabète. Au milieu du XXe siècle, le monde médical cessa de voir la ménopause comme la cause de maladies et commença à l'entrevoir comme une maladie en elle-même. De nos jours, la ménopause est communément considérée comme un événement naturel dans la vie d'une femme ; les femmes vivant dans les pays développés peuvent s'attendre à être des sep-tuagénaires et des octogénaires qui se portent bien. Cela signifie que ces femmes vivront un bon tiers de leur vie après leurs années de fécondité.

Dans de nombreuses cultures non occidentales, la ménopause marque un passage vers un statut social supérieur. Par exemple, au Rajasthan, en Inde, les femmes ménopausées peuvent quitter les quartiers qui leur sont réservés pour parler et boire avec les hommes ; chez les Qemant de l'Éthiopie, la femme dont la ménopause est terminée est autorisée à fouler le sol sacré et à participer à d'autres rituels ; tandis que, selon la culture traditionnelle des Cree du Canada, la femme ménopausée peut exercer des pratiques chamanistiques et jouer un rôle de premier plan dans les cérémonies religieuses.

Un changement positif

Vos attentes au sujet de la ménopause dépendent en grande partie de la valeur et de l'identité que vous vous accordez. Des recherches ont démontré que plus une femme se sent bien dans sa peau et dans sa vie, plus sa ménopause est facile à vivre. Dans ce livre, je vous encourage à valoriser votre personne et à avoir une attitude positive face à la vie. Bon nombre des thérapies dont je parle, telles que la méditation, le yoga et les massages, vous aideront à nourrir votre intériorité et vous permettront d'atteindre un sens profond de la relaxation.

La ménopause est le moment parfait pour cultiver les bonnes habitudes – comme l'exercice physique régulier – et abandonner les mauvaises, comme le tabac et les nuits de sommeil trop courtes. Prendre le temps d'expérimenter des remèdes complémentaires et des solutions de rechange pour aider l'organisme à trouver son équilibre devant son nouvel état hormonal n'est pas une question de vanité ou de pouvoir de séduction : c'est une question de santé physique ou mentale.

Ce livre parle des choix possibles pour prévenir et traiter vos symptômes de ménopause de manière naturelle et sans recourir à l'hormonothérapie de remplacement (HTR). Les avantages et les risques liés à l'HTR continuent de faire l'objet de recherches et le pourcentage de femmes qui pourraient en bénéficier ne fait pas consensus, non plus que la période de temps durant laquelle le traitement devrait être administré, ni même la méthode de traitement. Étant donné ces incertitudes, il n'est pas étonnant que des milliers de femmes choisissent de prendre en charge leurs symptômes de ménopause en utilisant des méthodes naturelles, plutôt que d'aborder ces symptômes comme des problèmes critiques qui demandent une intervention médicale.

Finalement, la ménopause vous libère des hauts et des bas qui accompagnent souvent les règles, elle vous permet aussi de vous abandonner à l'amour sans craindre une grossesse.

Vous avez de nombreuses années de productivité devant vous. J'espère que ce livre vous sera profitable et que vous pourrez partager votre expérience avec les personnes qui vous entourent.

La ménopause devrait être vue comme un changement positif dans la vie.

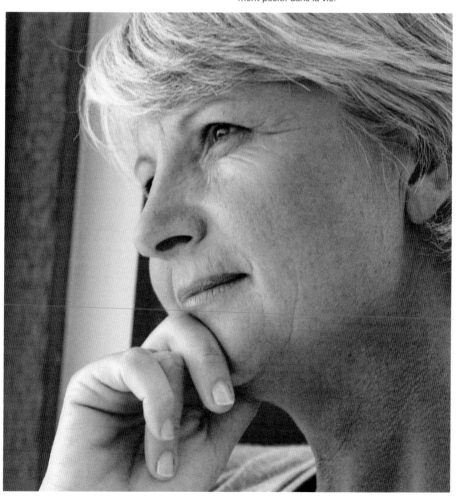

1

La ménopause naturelle

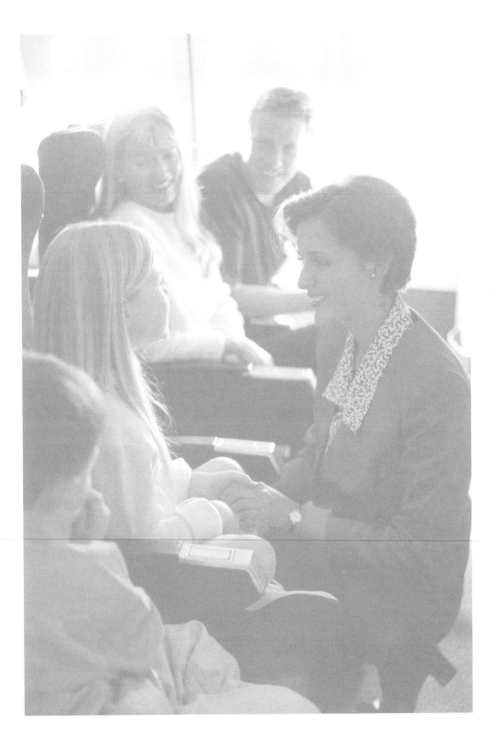

Les hormones et votre organisme

Peut-être avez-vous choisi ce livre parce que vous souffrez de symptômes de ménopause tels que des bouffées de chaleur ou des sueurs nocturnes. Ces symptômes vous gênent dans vos activités quotidiennes et vous empêchent de bien dormir. Vous estimez qu'il est temps de prendre des mesures positives et vous voulez savoir comment vous pourriez soulager vos symptômes physiques en utilisant des remèdes naturels et des thérapies complémentaires.

Ou peut-être un jour avez-vous fondu en larmes au bureau lorsque votre patron a fait des remarques sur votre manque de concentration. Il est vrai que votre mémoire n'est plus aussi aiguisée que d'habitude. Vous voulez maintenant découvrir comment vous pourriez vous aider à maîtriser vos humeurs et à améliorer votre mémoire et votre concentration.

Peut-être êtes-vous sur le point de perdre vos ovaires en raison d'une hystérectomie. Si vous êtes en préménopause, ça veut dire que

Prendre le temps d'arrêter et de réfléchir aux changements qui se produisent dans votre vie émotionnelle et dans votre corps peut vous être très profitable.

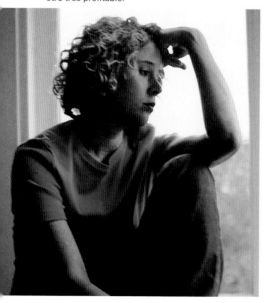

vous ressentirez les premiers assauts de la ménopause d'ici deux ans. Votre médecin vous a peut-être recommandé de prendre l'HTR afin de soulager vos symptômes. Vous n'avez pas encore exclu cette possibilité, mais vous voulez explorer des façons naturelles de gérer votre ménopause.

LE SYSTÈME ENDOCRINIEN

Les circuits hormonaux se développent à travers le système endocrinien. Il est constitué de plusieurs glandes qui produisent des hormones. Les glandes endocrines travaillent en équipe et comprennent les glandes suivantes.

- **L'hypophyse** Située à la base du cerveau, l'hypophyse est responsable de la sécrétion de deux hormones essentielles au système reproductif : l'hormone folliculostimuline (FSH) et l'hormone lutéinisante (LH). Sa principale fonction consiste à gérer d'autres glandes endocrines.

- **La glande thyroïde** Constituée de deux lobes, un de chaque côté de la trachée, la glande thyroïde sécrète deux hormones essentielles au bon fonctionnement des mécanismes métaboliques et au développement mental et physique : l'hormone T3 et la thyroxine ou T4. L'hormone T3 a une influence sur l'humeur et les émotions, mais elle agit principalement comme accélérateur du métabolisme dans tous les organes du corps.

- **Les parathyroïdes** Généralement au nombre de quatre et situées derrière le lobe latéral des glandes thyroïdes, les parathyroïdes sécrètent des hormones qui augmentent la quantité de calcium dans la circulation sanguine.

- **Les surrénales** Elles consistent en un organe aplati au-dessus de chaque rein et sont constituées d'une substance corticale et d'une substance médullaire. La corticosurrénale sécrète plusieurs hormones, y

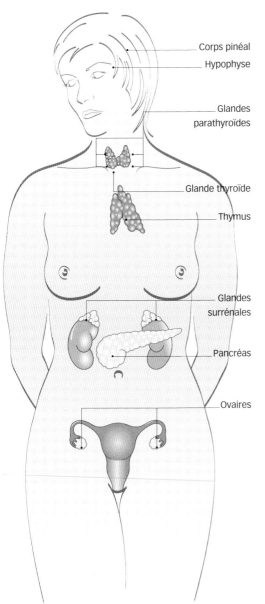

Corps pinéal

Hypophyse

Glandes
parathyroïdes

Glande thyroïde

Thymus

Glandes
surrénales

Pancréas

Ovaires

compris le cortisol (qui joue un rôle important dans la décomposition des glucides et dans la réponse normale au stress) et les hormones sexuelles (œstrogènes et androgènes). Chez l'homme, les androgènes jouent un rôle important dans la stimulation du développement des organes sexuels et ces hormones sont principalement produites par les testicules. Cependant, les hormones androgènes produites par les surrénales ont aussi un rôle vital chez la femme. Après la ménopause, quelques androgènes, tels que la déhydro-épiandrostérone (DHA) et l'androstènedione, peuvent être convertis par les surrénales en œstrone, un œstrogène faible. Ils deviennent la principale source d'œstrogènes lorsque les ovaires ont cessé d'en produire. La médullosurrénale sécrète de l'adrénaline (épinéphrine), qui participe à la réaction de combat ou de fuite lorsque nous nous sentons en danger ou que nous sommes soumis à un stress physique ou émotionnel. En tout temps, de l'adrénaline est libérée dans l'organisme, lentement et de manière plutôt irrégulière, mais la production monte en flèche dans des situations suscitant des émotions de crainte ou de colère. Lorsque cela survient, l'adrénaline augmente le débit sanguin dans les muscles en accélérant le rythme cardiaque, tout en bloquant le flux sanguin dans la peau et les intestins, puisqu'il y est moins essentiel.

• **Le pancréas** Cette glande, située près de l'estomac, produit de l'insuline, l'hormone qui régule le niveau de sucre dans le sang. L'insuline agit en facilitant l'absorption du sucre par les cellules, qui l'utilisent comme carburant.

• **Les ovaires** En plus de produire des ovules, les ovaires sécrètent des œstrogènes et de la progestérone (en réponse à la FSH et à la LH), de même que de la testostérone.

QUE SONT LES HORMONES ?

Le terme hormone vient du mot grec *hormôn*, qui signifie «exciter ou stimuler l'activité», et c'est exactement ce que font les hormones. Ces substances chimiques sont fabriquées en petites quantités dans les glandes et circulent dans l'organisme par le système sanguin. Chaque hormone a un effet spécifique sur l'organe ou le tissu ciblé ; elle régule, active et gère des structures et des fonctions. Beaucoup d'hormones affectent les envies, les désirs et les sentiments qui sont les vôtres et ne sont ceux de personne d'autre. Les niveaux fluctuants des hormones varieront tout au long de votre vie, influençant vos humeurs, vos activités et votre sensibilité, selon qu'ils montent ou baissent.

Les hormones :

- affectent votre taux métabolique (vitesse lente ou rapide à laquelle votre organisme fonctionne),
- déclenchent la croissance (comme la puberté – à partir de l'âge de neuf ans environ),
- régulent le taux de glycémie,
- affectent le métabolisme de l'eau dans l'organisme,
- régulent la respiration,
- déterminent le métabolisme des cellules (le rythme auquel les cellules fonctionnent),
- affectent les activités neuronales (votre système nerveux).

Ainsi, vous pouvez constater le rôle varié et complexe que jouent les hormones dans votre vie et comprendre à quel point elles sont importantes. L'hormone ne doit pas être considérée de manière isolée, mais doit plutôt être vue dans son contexte physiologique comme un des éléments contribuant à l'équilibre de l'ensemble du circuit hormonal.

UNE QUESTION D'ÉQUILIBRE

Certaines femmes vivent leur vie entière sans éprouver le moindre problème hormonal. Les règles se passent avec un minimum de perturbations, le syndrome prémenstruel (SPM) leur est inconnu, les malaises avant et après la grossesse sont mineurs, sinon inexistants – même la pilule contraceptive n'a aucun effet

secondaire sur elles – et la stérilisation ou l'hystérectomie n'entraîne que des difficultés transitoires.

Mais pour d'autres femmes, toute interférence dans le système hormonal, quel qu'en soit le niveau, entraîne des modifications chimiques et des transformations dans les rythmes physiques et psychiques qui occasionnent des symptômes de détresse hormonale.

Les dérèglements hormonaux peuvent être causés par :

- l'utilisation de la pilule anticonceptionnelle ou d'autres médicaments contenant des hormones,
- des problèmes d'hypophyse et d'hypothalamus résultant d'une grossesse, d'une fausse couche ou d'un avortement,
- une intervention chirurgicale telle une ligature des trompes (stérilisation) ou une hystérectomie,
- l'anorexie ou la boulimie,
- un traumatisme (ex. : victime d'un acte de violence),
- des problèmes de kystes ovariens, d'ovaires polykystiques, d'endométriose ou de fibromes utérins.

Des modifications dans les taux d'hormones peuvent survenir lorsque le système immunitaire s'effondre à la suite d'un empoisonnement chimique ou d'une infection virale, car les problèmes hormonaux et les dysfonctions du système immunitaire sont souvent liés. Par exemple, le principal problème peut être un dérèglement hormonal, mais il est exacerbé par une fonction affaiblie du système immunitaire entraînant une fatigue chronique. Ou le problème, à la base, peut être centré sur le système immunitaire, causant des dommages aux ovaires et, conséquemment, affectant l'état hormonal.

Le stress et le mode de vie y auront toujours leur part à jouer. Par exemple, les agents de bord de sexe féminin souffrent fréquemment d'instabilité menstruelle parce que leur «horloge» biologique est perturbée en raison de leurs passages dans différents fuseaux horaires. De la même manière, les danseuses, qui doivent avoir un corps mince et musclé, souffrent

Des voyages fréquents à travers plusieurs fuseaux horaires peuvent dérégler votre «horloge» biologique.

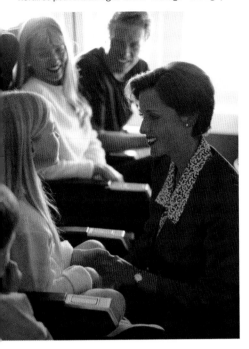

souvent d'aménorrhée (une inhibition ou absence anormale de règles). Des expériences traumatisantes, telles qu'un deuil, un divorce ou une agression, déstabilisent l'équilibre hormonal, tout comme une perte d'emploi ou un déménagement.

C'EST PEUT-ÊTRE DANS VOS GÈNES

Les problèmes hormonaux étant souvent héréditaires, il est utile que vous connaissiez les antécédents médicaux de votre famille. Souvent, les antécédents de votre mère et ceux de vos parentes peuvent vous en révéler beaucoup sur vos propres problèmes.

Ce peut être particulièrement utile si vous figurez parmi les 7 à 11 % de femmes qui traversent une «ménopause prématurée» avant l'âge de 40 ans. Votre niveau d'hormones peut vous sembler normal, mais vous ressentez des symptômes physiques et émotionnels habituellement liés à la ménopause, comme d'autres femmes dans votre famille.

LES KYSTES OVARIENS

Un kyste ovarien est une tuméfaction anormale remplie de liquide qui se développe dans l'ovaire. Les cas les plus fréquents sont ceux où le follicule de l'ovaire qui produit l'ovule s'élargit pour produire un «kyste folliculaire». Les kystes ne provoquent souvent aucun symptôme, mais certains causent une douleur aiguë ou des saignements irréguliers.

LES OVAIRES POLYKYSTIQUES

On croit que ce problème résulte d'un déséquilibre entre l'hormone lutéinisante et l'hormone folliculostimuline, sécrétées par l'hypophyse. De multiples kystes peuvent se développer sur un seul ovaire ou sur les deux et font cesser l'ovulation.

ENDOMÉTRIOSE

C'est un état où les cellules qui forment l'endomètre (la paroi de l'utérus) se développent en dehors de leur endroit normal, formant de petites grappes de tissu (appelées nodules) à l'extérieur de l'utérus.

LES FIBROMYOMES

Ce sont des amas de tissu fibreux et de tissu musculaire qui se forment dans toutes les parties de l'utérus et parfois aussi dans d'autres régions du bassin. Généralement, ils se résorbent de manière naturelle dans l'organisme à l'approche de la ménopause, mais certains chercheurs croient que les fibromyomes sont sensibles aux œstrogènes et sont plus susceptibles de se développer en présence de niveaux élevés de cette hormone.

Les hormones ovariennes

D'une importance particulière pour les femmes, les trois hormones sécrétées par les ovaires sont : les œstrogènes, la progestérone et la testostérone.

L'ŒSTROGÈNE

L'œstrogène n'est pas qu'une simple hormone : le mot fait référence à une classe d'hormones qui régulent le développement sexuel de la femme et favorisent la croissance et le bon fonctionnement des organes sexuels féminins et des caractères sexuels secondaires. Ces œstrogènes incluent l'œstradiol et l'œstrone, qui sont des hormones essentielles pour la santé des organes reproducteurs, et l'œstriol, qui est l'hormone d'œstrogènes prédominante pendant la grossesse.

Votre organisme produisait déjà des œstrogènes alors que vous n'étiez encore qu'un fœtus de 15 ou 20 semaines dans le ventre de votre mère. Sans doute êtes-vous émerveillée

Vous pouvez voir comment la peau de ce bébé est joliment douce et belle à cause des œstrogènes.

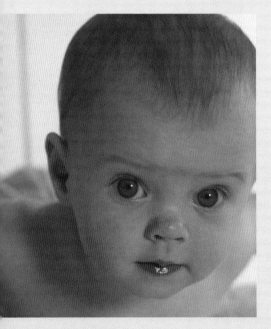

par l'exquise douceur de la peau d'un bébé – cette peau soyeuse est due aux œstrogènes, lesquels déposent une couche supplémentaire de graisse sur la peau, ce qui la rend ultra-douce.

À la puberté, votre niveau d'œstrogènes a augmenté radicalement, bien qu'irrégulièrement : votre poitrine s'est développée et la distribution de votre graisse corporelle s'est modifiée pour produire des contours arrondis et féminins aux hanches et aux cuisses – souvent décrits comme «des rondeurs d'adolescente». Peut-être vous souvenez-vous des émotions que vous ressentiez à l'adolescence et à la puberté – un jour vous étiez transportée de joie et brûliez de faire mille choses, le lendemain vous étiez amorphe et malheureuse. Ces fluctuations sont à peine surprenantes étant donné la confusion et les changements complexes qui surviennent au moment où votre équilibre hormonal s'établit.

À partir de ce moment, votre vie a commencé à être sous l'influence des changements cycliques survenant tous les mois pendant les règles lorsque les taux d'hormones augmentent puis chutent successivement. Par exemple, vous pouvez ressentir l'exaltation du désir et de l'appétit sexuel dans le milieu du cycle, au moment où votre température initiale indique que vous êtes sur le point d'avoir une ovulation. C'est à ce moment que les niveaux d'œstrogènes et de progestérone atteignent un sommet, indiquant que l'organisme est prêt pour une grossesse.

Les œstrogènes contribuent à une vie sexuelle saine ; ils permettent la lubrification du vagin et l'éveil des zones sensuelles en réponse à la stimulation.

À mesure que les niveaux d'œstrogènes diminuent pendant les années de ménopause, les tissus vaginaux s'amincissent et perdent de leur humidité. L'action lubrifiante des œstrogènes au cours des activités sexuelles diminue, ce qui peut rendre les pénétrations désagréables et même douloureuses.

LA PROGESTÉRONE

La progestérone est produite principalement par les ovaires, bien que des quantités moindres soient aussi produites par les glandes surrénales et de grandes quantités par le placenta pendant la grossesse. Son rôle est de maintenir le bon fonctionnement de l'appareil génital féminin.

Au moment de l'ovulation, les ovaires augmentent radicalement leur production de progestérone, stimulant les pulsions sexuelles de la femme et préparant la paroi de l'utérus à la fertilisation. Les niveaux adéquats de progestérone sont essentiels à la survie de l'ovule fertilisé et du fœtus. On croit aussi qu'ils pourraient être responsables du sentiment de bien-être qu'éprouvent certaines femmes pendant leurs grossesses.

Si vous vous sentez à côté de vos pompes ou même souffrez du syndrome prémenstruel (SPM) à certaines étapes de votre cycle menstruel, c'est probablement à cause des bas niveaux de progestérone. C'est le docteur Catherine Dalton, gynécologue britannique, qui a lancé l'idée d'augmenter le taux de progestérone chez les femmes souffrant de SPM. Elle-même éprouvait des migraines épouvantables au cours de son cycle menstruel et elle a découvert que celles-ci pourraient être soulagées par des injections de progestérone. Elle a été amenée à faire cette découverte après s'être rendu compte que ses migraines avaient complètement disparu pendant les derniers mois de sa grossesse, période où les taux de progestérone montent en flèche dans l'organisme. Cependant, ce ne sont pas toutes les femmes dans cette situation qui répondent aussi bien qu'elle à un traitement.

Outre sa fonction reproductrice, la progestérone est nécessaire à la production d'autres hormones, tel le cortisol, qui joue un rôle important dans le métabolisme des glucides, des graisses et des protéines et dans la réponse de l'organisme aux blessures et aux infections.

La production de progestérone ovarienne baisse pendant les années de ménopause à mesure que les processus reproductifs prennent fin.

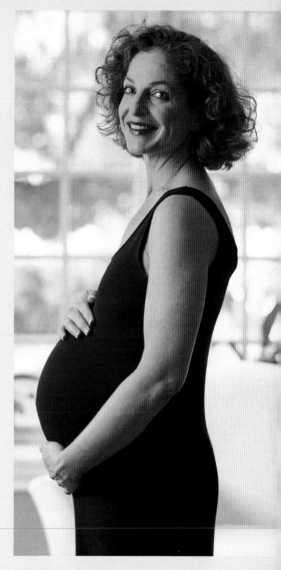

L'équilibre hormonal contribue à ce courant de bonheur serein que l'on observe souvent chez la femme enceinte.

LA TESTOSTÉRONE

Si la testostérone est une hormone majeure pour les hommes, elle a également une grande importance pour les femmes. Non seulement les taux de testostérone dans le sang des femmes sont-ils plus élevés que les niveaux d'œstrogènes, mais le cerveau des femmes contient 20 fois plus de testostérone que d'œstrogènes. Les hommes ont 10 à 20 fois plus de testostérone libre que les femmes – la moitié de la testostérone féminine est produite dans les ovaires et l'autre moitié dans les glandes surrénales. Cette hormone aide à déterminer les caractéristiques sexuelles secondaires, telles que la masse musculaire et les modèles de croissance des cheveux ; des taux hormonaux adéquats sont essentiels au désir sexuel, de même qu'à l'activité sexuelle et à la réceptivité sexuelle, tant chez l'homme que chez la femme.

Néanmoins, tandis que la testostérone alimente la flamme du désir, des facteurs psychologiques déterminent l'intensité et la direction de cette flamme. La croyance répandue selon laquelle les hormones, en général, sont les principaux motivateurs de l'activité sexuelle chez l'humain est un argument simpliste : les hormones ne déclenchent pas de comportements, elles augmentent plutôt la probabilité qu'un comportement donné soit adopté. Les habitudes, les circonstances, les attentes et le conditionnement peuvent tous avoir un effet plus marqué sur le comportement qu'en ont les hormones.

Les niveaux de testostérone diminuent environ du tiers chez la femme ménopausée de taille moyenne qui a toujours ses ovaires. Si ses ovaires ont été retirés, la chute de testostérone est deux fois plus importante.

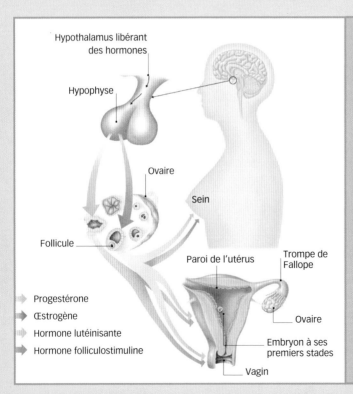

Hypothalamus libérant des hormones

Hypophyse

Ovaire

Sein

Follicule

Paroi de l'utérus

Trompe de Fallope

Ovaire

Embryon à ses premiers stades

Vagin

- Progestérone
- Œstrogène
- Hormone lutéinisante
- Hormone folliculostimuline

LA BOUCLE HORMONALE

Pendant le mois, une boucle de réactions constantes crée un ajustement et une régulation continus des niveaux d'hormones entre l'hypothalamus, l'hypophyse et les ovaires.

Le changement

Les trois hormones décrites dans les pages précédentes – les œstrogènes, la progestérone et la testostérone – changent constamment, de jour en jour, avec un rythme prévisible et ordonné. Ces hormones jouent un rôle clé au cours des années où les fonctions reproductives de la femme sont à leur apogée. C'est un processus qui a un commencement, une apogée, un déclin et une fin – et, fait intéressant, ce phénomène ne se produit que chez les humains ; chez tous les autres mammifères, la femelle continue à se reproduire jusqu'à sa mort.

Le plus important dans la vie reproductrice d'une femme, ce sont ses ovaires. Les évaluations varient, mais on croit qu'il y a de six à sept millions d'ovules présents dans un fœtus féminin dès le milieu de sa gestation. Ceux-ci commencent à mourir les uns après les autres avant même que l'enfant ne soit né, mais malgré cela, les ovaires à la naissance contiennent entre un demi-million et cinq millions d'ovules. À mesure que l'enfant se développe, les ovules continuent à mourir les uns après les autres, de sorte qu'au moment où la fillette atteint la puberté, il reste entre 200 000 et 300 000 ovules.

Chaque fois qu'une femme a une ovulation, il n'y a pas qu'un ou deux ovules qui sont utili-

Pendant les années fertiles d'une femme, une fois par mois, l'un de ses ovaires rendra un ovule à maturation et l'expulsera.

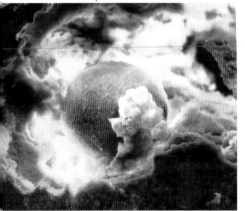

LA PÉRIMÉNOPAUSE
Ce sont les deux années qui précèdent et les deux années qui suivent les dernières règles. C'est la période où l'on remarque le plus de changements physiques, par exemple des règles irrégulières et des bouffées de chaleur.

LA MÉNOPAUSE
Votre période menstruelle finale. La date de votre ménopause peut seulement être établie rétrospectivement, une fois que vous avez été une année entière sans avoir eu vos règles.

LA POSTMÉNOPAUSE
Ce sont les mois et les années qui suivent votre période menstruelle finale. Cette période chevauche la périménopause.

LE CLIMATÈRE
Le terme « climatère » vient d'un mot grec signifiant « échelon » et fait référence au passage de la période reproductrice de votre vie à la période non reproductrice. Il englobe la périménopause, la ménopause et les premières années de la postménopause.

sés, mais entre 20 et 1000. Seuls un ou deux ovules par cycle auront complètement maturé, et plus la femme avance en âge, plus les ovules sont utilisés rapidement. Entre l'âge de 38 et 44 ans, 50 000 ovules seront perdus.

L'ovulation ralentit pendant la périménopause : ce phénomène est défini comme étant la transition entre la période où l'on commence à éprouver des symptômes de ménopause (habituellement vers le milieu ou la fin de la quarantaine) et la période où les règles s'arrêtent pour de bon (à 51 ans en moyenne).

De nombreuses femmes constatent qu'elles atteignent la ménopause au même âge que leur mère.

COMMENT SAVOIR SI JE SUIS DANS MA PÉRIMÉNOPAUSE ?

Les signes qui annoncent l'arrivée de la périménopause sont variés. Vous pourriez avoir vos règles deux fois en un mois et, si le flux est abondant, vous pourriez avoir l'impression que vous avez constamment des saignements. Ou vous pourriez être quelques mois sans avoir vos règles. Le flux peut être modifié, les saignements deviennent légers et aqueux, et les caillots se raréfient en raison des niveaux réduits d'œstrogènes. Les symptômes de la périménopause liés aux taux hormonaux peuvent être gênants ; ils comprennent :

- des sueurs nocturnes, des interruptions de sommeil ou de l'insomnie,
- de l'irritabilité et des sautes d'humeur,
- de l'anxiété,
- des pertes de concentration,
- des maux de tête (particulièrement des migraines prémenstruelles),
- de la sécheresse vaginale,
- une atrophie vaginale (amincissement des parois du vagin en raison d'un manque d'œstrogènes),
- une perte d'intérêt pour le sexe,
- une incontinence urinaire à l'effort.

De nombreux symptômes sont interconnectés. Par exemple, si vos sueurs nocturnes sont intenses au point de vous faire développer de l'insomnie, votre concentration en souffrira et vous serez irritable.

LA PUBERTÉ À L'ENVERS

Le phénomène des sautes d'humeur pourrait bien toucher une corde sensible et vous rappeler votre adolescence. Les niveaux hormonaux fluctuants, ajoutés aux chocs psychologiques quotidiens propres à l'adolescence, mènent à ces furieuses sautes d'humeur qui font partie intégrante de la puberté chez la fille. À la périménopause, c'est exactement l'inverse qui se produit, mais les résultats sont similaires : les ovaires sont en perte de vitesse plutôt qu'en préparation, mais les niveaux hormonaux qui sont en lutte peuvent conduire aux mêmes sau-

tes d'humeur que celles que vous avez probablement expérimentées il y a tant d'années.

CE QU'IL FAIT CHAUD AUJOURD'HUI !

Les symptômes de périménopause les plus souvent éprouvés sont les bouffées de chaleur et les sueurs nocturnes. Ces symptômes sont ressentis par 25 % des femmes en préménopause et par 50 à 85 % des femmes en ménopause. Pour la plupart des femmes, ils se produisent sur une période d'un à deux ans, mais pour 20 à 25 % des femmes, ces symptômes se poursuivent pendant plus de cinq ans. Les bouffées de chaleur soudaines peuvent causer considérablement de surprises et d'embarras. À un moment, vous vaquez tranquillement à vos activités comme à l'habitude, l'instant suivant, vous sentez monter de votre poitrine une sensation de chaleur qui se répand dans votre cou et vous pénètre la tête et même le cuir chevelu... La pièce vous semble surchauffée, des gouttes de transpiration perlent sur votre peau. Après cet instant, qui vous a semblé interminable, la sensation de chaleur s'est évanouie, vous êtes mouillée par la transpiration et vous vous mettez aussitôt à avoir froid.

Une bouffée de chaleur type ne dure pas plus de trois minutes, mais la durée peut aller de quelques secondes à 30 minutes. On peut la ressentir de différentes manières. Certaines femmes ont un point spécifique de leur corps,

La manifestation soudaine d'une bouffée de chaleur peut être très perturbante.

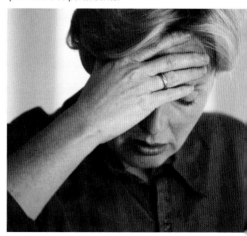

tel que la peau entre les seins, où elles sentent apparaître les premiers effets de chaleur qui annoncent l'arrivée imminente d'une bouffée. Vous pouvez ne présenter aucun signe extérieur de rougeur ou de transpiration – ou vous pouvez tout aussi bien transpirer à grosses gouttes ou devenir rouge comme un homard. L'intensité de la sensation varie et peut être vécue comme un léger malaise ou peut inspirer un urgent besoin de retirer tous ses vêtements.

Les bouffées qui surviennent pendant la nuit s'appellent des sueurs nocturnes ; vous pouvez vous réveiller ruisselante de sueur et devoir vous essuyer et changer de vêtements de nuit. Souvent les femmes considèrent que les sueurs nocturnes sont pires que les bouffées de chaleur qui surviennent en plein jour parce que :

- pendant leur sommeil, elles n'ont pas la possibilité de percevoir les signes indiquant qu'une bouffée est imminente,
- le sommeil perturbé entraîne de la fatigue, un état dépressif et de l'irritabilité le lendemain.

Pourquoi les bouffées de chaleur se produisent-elles ?

On ne comprend pas encore entièrement la physiologie des bouffées de chaleur, mais elles sont causées par des agents chimiques qui sont libérés dans la circulation sanguine à cette période de perturbation hormonale. Les vaisseaux san-

guins sont sensibles à ces agents chimiques et se dilatent, de sorte que le sang afflue sous la peau, ce qui vous réchauffe et vous fait rougir. Un dictionnaire médical définit les bouffées de chaleur comme des « symptômes vasomoteurs du climatère – vasodilatation soudaine accompagnée d'une sensation de chaleur généralement au niveau du cou, du visage et de la partie supérieure de la poitrine ; des sueurs, souvent abondantes, suivent fréquemment la bouffée ».

Les bouffées de chaleur sont des symptômes dits « vasomoteurs » parce que la taille des vaisseaux sanguins change en fonction du système de régulation de la température de l'organisme – les vaisseaux sanguins se dilatent (s'élargissent) pour augmenter l'afflux sanguin de manière à refroidir l'organisme. Elles sont liées à une panne de régulation de la température par l'hypothalamus au moment où la production d'œstrogènes décline. Les bouffées de chaleur marquent l'achèvement de votre période de fécondité, car à l'approche de la ménopause :

- vos ovaires ont utilisé tous leurs ovules,
- par conséquent, ils ne répondent plus à la FSH sécrétée par l'hypophyse comme ils le faisaient auparavant en produisant des œstrogènes.

ACHEVER LA MÉNOPAUSE

Un petit nombre de femmes traversent la périménopause du jour au lendemain – les règles cessent tout simplement et ces femmes n'ont aucun autre symptôme. Mais la plupart des femmes éprouvent certains malaises au cours de cette période et sont conscientes des changements hormonaux qui s'opèrent dans leur corps et qui peuvent ou non perturber leur vie. Il s'agit habituellement d'un processus irrégulier : les règles peuvent arriver à l'avance ou en retard, être de courte ou de longue durée, être légères ou abondantes, ou disparaître pendant des mois puis réapparaître soudainement. Le processus complet de la ménopause peut durer de deux à cinq ans et entraîne des changements considérables dans le corps de la femme à mesure que l'organisme acquiert un nouvel équilibre en raison des niveaux réduits d'hormones.

La ménopause est considérée comme étant terminée lorsque les règles ont été absentes pendant une année.

Les troubles émotifs

Nous connaissons tous les symptômes physiques de la ménopause, tels que les bouffées de chaleur et les sueurs nocturnes, mais la ménopause peut aussi être une période de grands bouleversements émotionnels. Les sautes d'humeur, le sentiment de tristesse, l'anxiété, le stress et l'irritabilité sont tous des états communs. Vous pouvez aussi constater des changements dans vos sentiments face à votre propre identité alors que vous arrivez à la fin de vos années de fécondité.

Certaines femmes trouvent que les pressions qu'elles vivent au travail ou à la maison, par exemple pour s'occuper de parents âgés ou d'adolescents, aggravent les symptômes émotionnels de la ménopause. Si vous êtes habituée à répondre d'abord aux besoins de tout un chacun – y compris à ceux de votre partenaire –, vous pourriez vous retrouver complètement épuisée. La ménopause est une période où votre vulnérabilité a besoin d'être reconnue. Voici quelques suggestions qui vous aideront à prendre soin de vous-même :

- Rencontrez votre médecin et demandez-lui conseil sur les symptômes de la ménopause.
- Organisez une réunion familiale. Laissez savoir à vos proches comment vous vous sentez physiquement et émotionnellement. Ils seront beaucoup plus compréhensifs à l'égard de votre ménopause si vous partagez avec eux vos troubles émotifs, particulièrement lorsqu'ils prendront conscience que cet état ne durera pas éternellement.
- Le temps est venu de partager entre vous les tâches domestiques et les responsabilités familiales, y compris les soins donnés à un parent âgé.
- Réservez durant la semaine trois ou quatre heures que vous ne consacrerez qu'à vous-même ; vous pourriez vous offrir le luxe d'un massage facial, faire de la natation, assister à des classes de yoga ou faire de longs repas en compagnie d'amis.

LA FIN DE LA FERTILITÉ

Si vous avez eu tous les enfants que vous souhaitiez avoir – ou si vous avez choisi de ne pas en avoir –, le fait que vos années de fécondité tirent à leur fin peut ne pas vous sembler particulièrement lourd de sens. Si, au contraire, vous vouliez des enfants (ou souhaitiez en avoir d'autres), la ménopause peut être une période où vous vous surprendrez à pleurer les enfants que vous n'avez pas eus.

Si une partie de vos troubles émotifs comportent des réflexions sur cette absence d'enfant, vous pouvez essayer de vous débarrasser de ces images en écrivant vos pensées et vos sentiments dans une lettre destinée à cet enfant qui n'est pas né. Parlez à cet «enfant» de vous-même, de votre famille, confiez-lui vos espoirs et vos rêves, racontez-lui tout le plaisir que vous auriez pu partager ensemble. Vous pourriez décider d'écrire cette lettre d'un seul trait ou de la rédiger graduellement pendant quelques semaines. Lorsque vous aurez terminé, glissez les pages dans une grande enveloppe, avec peut-être quelques photos de famille ou quelques dessins, et fourrez l'enveloppe dans le fond d'un tiroir. Profitez de votre mélancolie pour créer quelque chose de spécial qui vous aidera à venir à bout de votre trouble émotif.

" Je me suis rendu compte des premiers changements à l'âge de 48 ans. En plus de ma fille adolescente, j'avais encore à la maison mes deux aînés, âgés de 23 et de 25 ans. Je fondais en larmes sans raison apparente et avais toute les misères à sortir du lit le matin. J'étais incroyablement irritable avec toute la famille et j'asticotais tout le monde pour des vétilles. Ma mère, qui était veuve et assez âgée (elle avait alors 82 ans), exigeait toute mon attention, d'autant plus que j'étais sa seule enfant, et je ne pouvais tout simplement pas lui dire non.

MARYANN (Cardiff) "

TABLEAU DES SYMPTÔMES DE LA MÉNOPAUSE

Cochez la case qui reflète le plus fidèlement l'importance de chaque symptôme de ménopause ressenti. Chaque case que vous avez cochée indique un pointage.

Symptômes	Intenses	Modérés	Légers	Aucun
Bouffées de chaleur	12 ☐	8 ☐	4 ☐	0 ☐
Poussées de transpiration	12 ☐	8 ☐	4 ☐	0 ☐
Tension/irritabilité	3 ☐	2 ☐	1 ☐	0 ☐
Sécheresse du vagin/irritation	3 ☐	2 ☐	1 ☐	0 ☐
Perte d'intérêt pour l'intimité sexuelle (ignorez la question si elle ne s'applique pas)	3 ☐	2 ☐	1 ☐	0 ☐
Insomnie	3 ☐	2 ☐	1 ☐	0 ☐
Manque d'énergie	3 ☐	2 ☐	1 ☐	0 ☐
Modification des cheveux/de la peau	3 ☐	2 ☐	1 ☐	0 ☐
Douleurs musculaires ou articulaires	3 ☐	2 ☐	1 ☐	0 ☐
Modification de la mémoire/ de la concentration	3 ☐	2 ☐	1 ☐	0 ☐

Une fois que vous aurez coché une case par symptôme, additionnez vos points. Un résultat de 30 points ou plus suggère fortement que vos symptômes sont liés à la ménopause ; cependant, un résultat peu élevé n'exclut pas cette hypothèse.

L'ablation des ovaires

Pour certaines femmes, l'ablation des ovaires peut être la seule solution si des symptômes graves, tels que douleur, SPM ou endométriose, persistent et que tous les autres traitements ont été essayés, ou si les ovaires sont malades.

L'endométriose est une maladie qui affecte de nombreuses femmes pendant leurs années de fécondité et qui survient alors qu'il y a fonction ovarienne. Même si les ovaires eux-mêmes sont sains, une intervention comportant l'hystérectomie et l'ablation des ovaires demeure la seule cure permanente. L'endométriose est la seule maladie qui soit «traitée» par l'ablation de tissus non directement affectés par la maladie.

On vous prescrira probablement l'hormonothérapie de remplacement à la suite de l'ablation des ovaires, mais certains médecins déconseillent l'HTR pendant les six premiers mois. Si tous les nodules de l'endomètre sont retirés au cours de l'opération, alors les risques qu'il y ait récurrence de la maladie sont faibles – toutefois, si le moindre dépôt subsiste, l'HTR ne fera que l'aider à grossir.

On recommande trop souvent l'ablation des ovaires chez des femmes de 50 ans et plus qui subissent une hystérectomie en raison du fait que le cancer des ovaires pourrait se développer si ceux-ci sont conservés. Cette question est encore considérablement controversée et, si vous faites face à cette possibilité, vous devez soupeser le risque de développer le cancer des ovaires par rapport à l'avantage de conserver votre fonction ovarienne (c'est-à-dire votre production d'hormones). Les dernières recherches menées aux États-Unis, au Danemark, au Japon et en Australie, de même que celles menées par Cancer Research UK ont établi ce qui suit:

- Les facteurs de risques familiaux incluent l'infertilité, des antécédents bien documentés de cancer des ovaires, une ménopause tardive et le sentiment de manque causé par le fait de ne pas avoir porté d'enfant.
- L'hystérectomie peut réduire le risque du cancer des ovaires de 36 % [bien qu'une étude longitudinale danoise menée à l'échelle de toute la nation et portant sur le cancer des ovaires à la suite d'une hystérectomie (1997) suggère que cette protection peut disparaître avec le temps.]
- Les femmes qui ont conservé au moins un ovaire voient diminuer considérablement le risque de souffrir du cancer des ovaires pendant au moins dix ans après l'hystérectomie.
- Les femmes qui avaient des règles abondantes avant l'hystérectomie ont tendance à avoir un risque de cancer des ovaires plus faible après l'opération que les femmes qui avaient des règles légères ou normales.

LA MÉNOPAUSE PRÉMATURÉE

Que l'on ait 20 ou 50 ans, l'ablation des ovaires est une décision très sérieuse. Elle entraîne une ménopause prématurée, que ce soit sur-le-champ ou dans les deux années qui suivent l'opération, et l'on vous prescrira probablement l'hormonothérapie de remplacement. Cela peut aboutir à des mois d'essais et d'erreurs, jusqu'à ce que le dosage correct soit trouvé afin de combler vos niveaux réduits d'œstrogènes.

IMPORTANT

Il est d'une importance cruciale que vous discutiez en détail avec votre médecin de toutes les questions et implications concernant l'HTR si vous devez subir l'ablation des ovaires.

Si vous ovulez toujours, l'ablation de vos ovaires vous privera d'un apport hormonal considérable qui est difficile à remplacer en juste proportion. La question la plus critique est la perte de masse osseuse menant à l'ostéoporose que l'ablation des ovaires a la réputation d'amorcer (voir page 32). Au cours de la méno-pause, les ovaires continuent à sécréter des hormones qui contribuent au bien-être et à la santé.

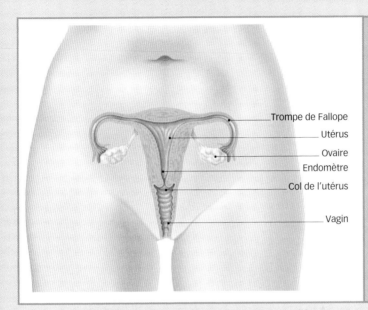

Trompe de Fallope
Utérus
Ovaire
Endomètre
Col de l'utérus

Vagin

L'APPAREIL GÉNITAL

Les principaux constituants de l'appareil génital féminin sont l'utérus, les trompes de Fallope et les ovaires. À l'entrée de l'utérus se trouve le col de l'utérus, lequel est orienté vers le bas et ouvre sur le vagin.

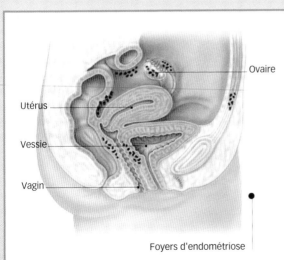

Ovaire

Utérus

Vessie

Vagin

Foyers d'endométriose

L'ENDOMÉTRIOSE

Le schéma indique quelques-uns des organes internes où des foyers d'endométriose peuvent être découverts.

2

Prendre soin de votre corps

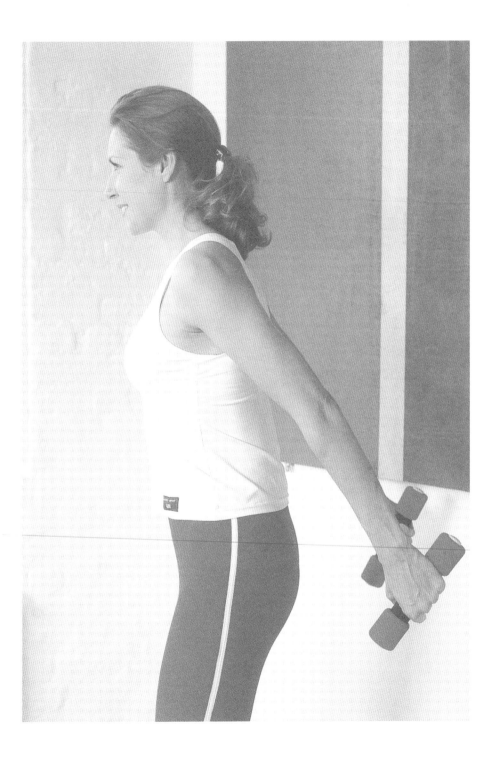

L'hormone manquante – la progestérone naturelle

Au début du XIXᵉ siècle, les recherches pour percer les mystères des hormones féminines ont révélé l'existence de l'œstrogène. Des recherches plus poussées ont mené à la découverte d'une deuxième hormone qui était nécessaire au bon déroulement de la grossesse : on l'a appelée la progestérone (pro-gestation).

Dans les années 70, après de longues recherches, le docteur Ray Peat – un biochimiste de l'Oregon – eut la conviction que la progestérone était une hormone très importante pour les femmes en postménopause qui souffraient d'ostéoporose, car elle pouvait en fait stimuler la formation de nouveaux tissus osseux. En outre, il a déclaré que la progestérone pourrait être fabriquée à partir de la patate douce, du soja, en fait, à partir de 5000 plantes différentes.

On a découvert que quelques-unes des sources les plus riches de progestérone pour une utilisation commerciale était une substance appelée diosgénine découverte dans l'igname sauvage (*Dioscorea villosa*) – à ne pas confondre avec la patate douce vendue généralement dans les supermarchés, qui est vraiment une patate douce.

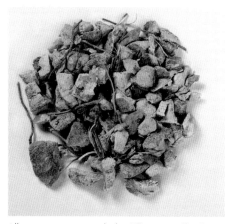

L'igname sauvage mexicaine (*dioscorea villosa*) contient une substance appelée la diosgénine.

La découverte que la diosgénine pouvait être facilement convertie en une molécule identique à la progestérone fabriquée par l'organisme a pavé la voie aux crèmes à la progestérone (ou aux gels) dont la femme pouvait enduire n'importe quelle partie douce de la peau, comme le ventre, l'intérieur de la cuisse ou le sein. La machine commerciale s'est mise en marche – au Mexique, d'énormes fermes cultivant l'igname sauvage se mirent à pousser comme des champignons.

Les preuves de l'efficacité de la crème à la progestérone sont faibles. Dans les essais, les femmes qui ont reçu de la progestérone sous forme transdermique ont constaté un soulagement des symptômes de ménopause tels que les bouffées de chaleur et la sensibilité des seins. Cependant, les preuves que la progestérone peut prévenir l'ostéoporose en augmentant la densité osseuse sont moins concluantes.

LES MISES À L'ESSAI

Après trois mois de traitement pour soigner des symptômes de ménopause, au cours d'un essai comparatif à double insu avec placebo pour tester un produit topique contenant de l'igname, des chercheurs de l'institut de recherche médicale Baker, de Melbourne, en Australie, n'ont trouvé aucune différence statistique entre le placebo et des crèmes actives, même si les «sautes d'humeur» éprouvées par les femmes utilisant la crème active avaient, de fait, diminué au cours de l'essai. Les ingrédients responsables de cette amélioration peuvent très bien avoir été les huiles essentielles de géranium contenues dans la crème.

UNE HORMONE NATURELLE ?

Certaines assertions concernant l'igname et la progestérone ont été réfutées dans *The Yam Scam* par le médecin américain John Lee. Ce dernier soutenait que le corps humain est incapable de convertir en progestérone la diosgénine contenue dans l'igname. En outre, les crèmes à la progestérone ne sont aucunement à base d'igname – les principaux manufacturiers utilisent la fève de soja. En effet, le docteur Lee affirme que :

- la progestérone en elle-même ne se trouve pas dans l'igname ;
- elle est synthétisée à partir du matériel de la plante à travers un certain nombre d'étapes chimiques, ce qui veut dire qu'elle n'est aucunement «naturelle» ;
- un procédé chimique de conversion est nécessaire pour synthétiser la progestérone à partir de la diosgénine et cette étape ne peut être faite que par un chimiste en laboratoire ;
- puisque la progestérone ne se dissolvait pas bien dans l'alcool et que tous les solvants essayés étaient hautement toxiques, une méthode a été brevetée pour la dissoudre dans de la vitamine E.

Malgré la preuve du contraire, des milliers de femmes en ménopause affirment que des produits de progestérone naturels ont un effet bénéfique sur leurs symptômes.

LA DISPONIBILITÉ DE LA PROGESTÉRONE

Au Royaume-Uni, la crème à la progestérone n'est délivrée que sur ordonnance, bien que l'on puisse s'en procurer par l'intermédiaire de sites Web ou par la vente par correspondance. Aux États-Unis et dans la plupart des autres pays, on peut se procurer la crème à la progestérone sans ordonnance.

Les remèdes contenant de la progestérone viennent sous trois principales formes : les crèmes, les granules et les huiles. La concentration de progestérone contenue dans les granules et les huiles est au moins trois fois plus élevée que celle contenue dans les crèmes. Pour prendre de la progestérone, on dépose dans la bouche quelques gouttes d'huile ou plusieurs granules que l'on maintient sous la langue, généralement pendant 5 à 8 minutes, jusqu'à ce qu'ils aient été absorbés par la paroi buccale. Les crèmes à la progestérone sont efficaces sur une utilisation à long terme et contribuent à un bon maintien.

A-T-ELLE DES EFFETS SECONDAIRES ?

On ne connaît pas d'effets secondaires à la progestérone, mis à part le fait qu'elle modifie temporairement le cycle menstruel et qu'elle procure des sensations d'euphorie.

Assez rarement, une femme en postménopause peut voir apparaître une menstruation légère au cours des deux premiers mois, puis les règles cessent définitivement. Si cela arrive, c'est un signe que la progestérone agit sur l'organisme pour éliminer l'excès d'œstrogènes stockés, ce qui peut déclencher une perte de l'endomètre ou une «hémorragie intermenstruelle». Si toute forme d'hémorragie intermenstruelle se poursuit au-delà de trois mois, il est important de consulter un médecin.

LE SAVIEZ-VOUS ?
À l'heure actuelle, la Société nationale d'ostéoporose du Royaume-Uni considère qu'il n'existe pas assez de preuves scientifiques valables pour recommander l'utilisation de crèmes à la progestérone naturelle pour prévenir l'ostéoporose.

Le sexe et la ménopause

Vous pouvez avoir une vie sexuelle heureuse et saine durant toutes vos années de ménopause. À l'inverse, votre libido peut diminuer ou vous pouvez, par choix ou à cause des circonstances, ne pas souhaiter être engagée dans une relation sexuelle.

UTILISEZ-LE OU PERDEZ-LE

Sans égard au fait que vous ayez ou non des relations sexuelles, la santé de votre vagin est importante pendant et après la ménopause. La plupart des avantages de la stimulation sexuelle, tels que l'accroissement de l'activité glandulaire et circulatoire dans la région pelvienne, peuvent être aussi facilement obtenus par la masturbation que par des rapports sexuels. Ce sont la stimulation et l'orgasme – et non la présence d'un partenaire – qui conservent le vagin en santé.

Lorsque la fonction ovarienne cesse, la perte d'œstrogènes peut affecter l'apparence et la sensibilité de vos organes génitaux. Tout comme pour les symptômes de la ménopause, le phénomène est plus accentué chez certaines femmes que chez d'autres. Certaines femmes n'en sont aucunement affectées.

Vous remarquerez les premiers changements sur vos organes externes. Le poil pubien s'amincit et les lèvres perdent du tissu adipeux. Les petites lèvres gonflent moins qu'auparavant et leur sensibilité au toucher diminue. Les parois du vagin s'amincissent et se fragilisent en raison de l'apport sanguin réduit.

Si votre vagin n'est pas stimulé par des jeux sexuels ou la masturbation, la circulation réduite de sang dans les organes génitaux pourrait affecter les nerfs et les glandes de cette zone. À mesure que les nerfs perdent leur fonction, la sensation diminue durant la relation sexuelle, et à mesure que les glandes perdent leur fonction, vous produisez moins de lubrifiant lorsque vous êtes excitée sexuellement.

Une spirale descendante

Si vous remarquez que la sensibilité de vos organes génitaux est à la baisse, il se peut que vous évitiez les rapports sexuels en vous disant «à quoi bon?». Mais l'abstinence accélère le cycle

de détérioration et votre vagin réduira de taille et perdra en élasticité, un phénomène appelé atrophie vaginale. Cela signifie que toute tentative de rapports sexuels dans le futur aboutira, au mieux, à l'absence de sensation et, au pire, à de la douleur. Dans les cas les plus extrêmes, le vagin peut déchirer au cours de la pénétration. En outre, l'équilibre entre l'acidité et l'alcalinité du vagin se modifie et l'environnement plutôt acide devient alcalin, ce qui augmente les probabilités d'infection. Tous ces changements physiques de vos organes génitaux peuvent mener à :

- une réponse diminuée à la stimulation sexuelle,
- un ralentissement du temps de réaction du clitoris,
- une difficulté à atteindre l'orgasme,
- une susceptibilité accrue aux infections : si vous avez un vagin atrophié, vous pourriez être sujette aux inflammations vaginales, aux démangeaisons et à des pertes blanches.

PENSEZ SEXY !

Tout est dans l'attitude. Votre esprit a un très puissant effet sur votre sexualité et votre cerveau demeure votre principal organe sexuel. Si la physiologie était le seul composant de la sexualité, nous aurions tous besoin exactement de la même quantité de sexe et nous perdrions tous en même temps et au même rythme l'intérêt pour le sexe. Ça ne marche tout simplement pas comme ça.

Des solutions

Commencez avec un lubrifiant pour le vagin en vente libre, comme le K-Y Jelly. Même s'il n'inverse pas le phénomène d'amincissement du vagin ni ne répare les dommages à la paroi vaginale, un lubrifiant rendra certainement le sexe plus agréable.

Les jeux sexuels, qui incluent le cunnilingus (la stimulation sexuelle des organes génitaux par les lèvres et la langue du partenaire), peuvent être très excitants et augmenter l'afflux de sang dans les organes et stimuler la lubrification.

Si vous remarquez un ralentissement du temps de réponse sexuelle, essayez le sexe oral, la masturbation mutuelle ou un vibrateur. Pendant la ménopause, il se peut que vous ayez besoin d'une stimulation plus directe de votre clitoris pour atteindre l'orgasme.

LA CONTRACEPTION DURANT LA MÉNOPAUSE

Techniquement, la ménopause est l'absence de règles pendant 12 mois. Étant donné que la ménopause ne peut être constatée que rétrospectivement, l'utilisation d'une forme de contraception est recommandée, à moins que vous n'ayez été stérilisée, que vous n'ayez subi l'hystérectomie ou que votre partenaire sexuel masculin n'ait eu la vasectomie.

PRÉVENIR LES MTS

Si vous avez des relations sexuelles avec un nouveau partenaire, il est toujours raisonnable d'utiliser des condoms pour prévenir les maladies transmissibles sexuellement (MTS).

La contraception hormonale

On a longtemps cru que la pilule combinée (qui contient de l'éthinylœstradiol et de la progestérone) ne convenait pas aux femmes plus âgées ; ainsi, de nombreuses femmes se sont vues recommander de cesser de la prendre dès l'âge de 35 ans. De nouvelles recherches ont démontré que la pilule combinée peut être utilisée par toutes les femmes jusqu'à l'âge de 50 ans, avec un risque très faible pour la santé, et même avec certains avantages, à condition qu'il n'y ait pas de contre-indications.

La minipilule (ou la pilule contenant seulement un progestogène) est depuis longtemps reconnue pour convenir aux femmes plus âgées et est aussi efficace que la pilule combinée. Souvent les femmes passent de la pilule combinée à la minipilule lorsqu'elles atteignent l'âge de 35 ans ou sont fumeuses, obèses, souffrent de migraines ou de pression artérielle élevée ou ont des antécédents familiaux de cardiopathie.

Il est très fréquent que les règles sautent un mois avec la minipilule, ce qui pourrait vous préoccuper. Si vous commencez à avoir des saignements entre les règles, vous devriez en aviser votre médecin – un changement de méthode contraceptive pourrait vous être recommandé.

Les méthodes de contraception de barrière

Le diaphragme est un appareil de caoutchouc que l'on met en place au fond du vagin pour bloquer le passage du sperme dans le col de l'utérus. Il devrait être utilisé avec une gelée contraceptive pour sceller l'espace entre le pourtour de l'appareil et la paroi vaginale. Vous devez installer le diaphragme avant le rapport sexuel ou avant d'aller au lit, et le retirer six heures après la relation.

Votre médecin vous examinera pour déterminer le format du diaphragme et vous montrera comment l'insérer. Après une période d'essai, vous passerez un examen médical pour vous assurer que vous l'utilisez correctement. Par la suite, vous aurez un examen de santé une fois par année.

Un des avantages du diaphragme est qu'il retient le flux menstruel si vous avez un rapport sexuel pendant vos règles. C'est commode durant la ménopause, alors que vos règles peuvent être imprévisibles.

Le condom est le mode de contraception le plus populaire et le plus accessible à tous. C'est comme une seconde peau que l'on déroule le long du pénis en érection avant la pénétration et que l'on jette après le retrait du pénis.

LE SAVIEZ-VOUS ?

Aucune des méthodes naturelles de contrôle des naissances, comme celles du calendrier, du thermomètre ou de la glaire cervicale, n'est recommandée aux femmes en ménopause. La raison en est que l'ovulation se produit de manière erratique à la ménopause et vous ne savez plus à quels moments vous êtes fertile.

L'incontinence urinaire

Pendant vos années de ménopause, vous pourriez constater que vous allez aux toilettes plus souvent que lorsque vous étiez plus jeune. Ou encore vous pourriez vous rendre compte que vous perdez de petites quantités d'urine lorsque vous éternuez, toussez, riez ou pratiquez un exercice. Ce problème, connu sous le nom d'incontinence urinaire, est très commun, bien que de nombreuses personnes soient gênées d'en parler.

Les hommes tout comme les femmes peuvent voir leurs fonctions rénales diminuer en prenant de l'âge. L'uretère (le conduit qui amène l'urine des reins à la vessie) se rétrécit et se contracte. Il peut en résulter :

- une urétrite (inflammation de l'urètre),
- des infections répétées à la vessie,
- une inflammation de l'uretère,
- une miction douloureuse ou difficile,
- une triade de problèmes urinaires : urgence, fréquence et incontinence.

À mesure que vous prenez de l'âge, votre vessie peut vous donner l'impression qu'elle doit être vidée alors qu'elle n'est qu'à moitié pleine. Par conséquent, vous aurez besoin d'uriner plus fréquemment. L'incontinence urinaire a une variété de causes :

- Les muscles du périnée et de l'abdomen s'affaiblissent parfois avec l'âge, particulièrement chez les femmes qui ont porté plusieurs enfants. Cette perte de tonus musculaire peut mener à des fuites urinaires lorsque la pression sur la vessie est accrue, par exemple lorsque l'on rit ou tousse.
- Les infections urinaires répétées.
- L'incontinence peut se produire en présence de certaines maladies, telles que le parkinson, le diabète et le cancer de la vessie.
- Les femmes qui ont eu une hystérectomie éprouvent parfois des problèmes d'incontinence après l'opération (cette incontinence est habituellement transitoire) et à la méno-

pause. Ce peut être parce que les structures urinaires ont commencé à descendre après plusieurs grossesses ou parce que l'ablation de l'utérus a laissé la vessie et l'urètre sans support. Dans de rares cas, les tissus urinaires ont pu être endommagés durant l'opération – on a déjà vu des cas où l'uretère a été coupé accidentellement par le chirurgien.

L'INCONTINENCE PAR IMPÉRIOSITÉ

Elle se caractérise par un écoulement d'urine lorsque l'on ressent le besoin d'uriner et que l'on est en chemin pour se rendre aux toilettes. L'incontinence par impériosité est courante à la ménopause et 70% des femmes d'âge mûr l'éprouvent à divers degrés. L'incontinence par impériosité, qui peut aussi être associée à l'énurésie nocturne, indique un volume résiduel réduit – ce qui veut dire que le volume d'urine pouvant être contenu dans la vessie a diminué.

L'INCONTINENCE À L'EFFORT

Elle se caractérise par une fuite d'urine lorsque l'on tousse, éternue ou force ; chez la femme, l'incontinence à l'effort est souvent liée à une descente de l'utérus. La vessie ne peut plus contenir autant d'urine que par le passé. L'incontinence à l'effort n'est pas associée à des problèmes d'énurésie nocturne.

L'INCONTINENCE PAR TROP-PLEIN

Plus fréquente chez l'homme que chez la femme, elle est souvent causée par un gonflement de la prostate et par une vessie non complètement vidée à la miction. Le besoin d'uriner se manifeste, mais la miction est difficile.

L'incontinence urinaire peut être traitée par un bon urologue, mais vous pourriez essayer d'appliquer les mesures suivantes sur une base autonome.

- Les probabilités d'éprouver des problèmes d'incontinence sont accrues si vous avez un surpoids. La graisse abdominale en surplus fait pression sur la vessie et l'urètre, causant leur affaissement et entraînant des fuites. Perdre du poids améliorera la situation.
- Surveillez ce que vous mangez. Certains aliments, tels que les agrumes et les plats épicés, peuvent irriter la vessie et aggraver le problème de fuites.
- Réduisez votre consommation de caféine et d'alcool.
- Renforcez vos muscles abdominaux et pelviens en faisant les exercices Kegel.
- Revoyez votre ordonnance de médicaments avec votre médecin. Certains médicaments, comme les antihistaminiques et les tranquillisants, peuvent provoquer ou aggraver des problèmes de contrôle de vessie.

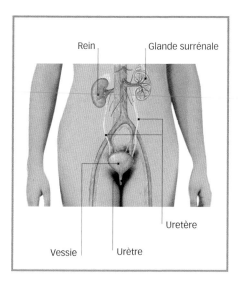

Rein
Glande surrénale
Uretère
Vessie
Urètre

FAITES VOS EXERCICES KEGEL QUOTIDIENNEMENT

Au cours des années 40, le docteur Arnold Kegel, un chirurgien de l'Université de Californie, a conçu des exercices spéciaux pour aider les femmes qui se plaignaient de fuites urinaires. Ces exercices – connus sous le nom de Kegel – aident à renforcer le muscle pubococcygien (PC), qui supporte la vessie et l'urètre. C'est le muscle que l'on utilise pour arrêter l'écoulement de l'urine au milieu de la miction ou pour retenir une selle. Il est important que votre muscle PC conserve sa force durant les années de ménopause afin d'éviter d'éventuels problèmes de contrôle de vessie.

Un PC ayant un bon tonus peut aussi contribuer à augmenter la satisfaction sexuelle, car c'est ce muscle que l'on sent se contracter de manière rythmique durant l'orgasme.

Pour faire vos exercices Kegel, imaginez que votre plancher pelvien est un ascenseur dans un immeuble de cinq étages.

- Resserrez lentement le muscle PC, en imaginant que l'ascenseur monte étage après étage.
- À chaque étage, comptez jusqu'à cinq, puis resserrez le muscle un peu plus.
- Une fois en haut, redescendez étage après étage en desserrant votre muscle PC graduellement à mesure que vous descendez.
- Essayez de faire cinq exercices Kegel de suite, plusieurs fois par jour. Vous pouvez les faire n'importe où, n'importe quand : à votre poste de travail, pendant que vous attendez dans une file au supermarché, en regardant la télévision ou même en faisant l'amour.

L'ostéoporose

Le squelette est une chose vivante qui se renouvelle continuellement avec du nouveau tissu osseux. Les os se dégradent et se reconstruisent constamment dans un processus programmé nécessaire à la croissance et à la réparation des os. Ce processus est connu sous le nom de remodelage osseux.

La structure fondamentale des os ne change pas avec l'âge, mais leur masse et leur résistance diminuent. Ce phénomène fait partie du processus de vieillissement aussi bien chez les hommes que chez les femmes, mais pour certains d'entre nous, la perte osseuse sera plus rapide que la formation de nouveau tissu osseux. Les os deviennent alors si fragiles qu'ils risquent de se briser à rien : les fractures du poignet, de la hanche ou de la colonne vertébrale sont monnaie courante, et leurs conséquences

Cet os fracturé a des arêtes irrégulières. Par conséquent, la reconstruction des tissus sera longue.

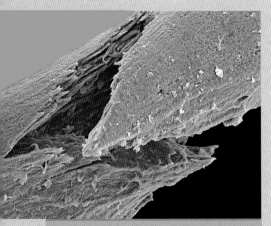

LE SAVIEZ-VOUS ?

Une femme sur quatre, blanche ou asiatique, s'est cassé le poignet ou la hanche, ou a souffert de fracture de compression à la colonne vertébrale avant l'âge de 65 ans ; une femme sur deux subit une fracture avant l'âge de 75 ans.

peuvent être dévastatrices : 20 % des fractures de la hanche entraînent la mort du patient.

L'ostéoporose est une maladie répandue dans le monde entier, comme le montre la formation, dans 70 pays, d'organisations de recherche, d'information et de soutien consacrées à l'ostéoporose. L'origine raciale influence le risque pour une femme d'avoir des os fragiles – les femmes d'origine africaine, aborigène ou méditerranéenne sont moins susceptibles de souffrir d'ostéoporose parce qu'elles ont généralement des os plus épais et une masse osseuse plus grande à la maturité du squelette. D'autre part, les femmes blanches, asiatiques ou orientales ont généralement des os plus minces et une masse osseuse plus petite, ce qui les rend plus à risque.

Lorsque les niveaux d'œstrogènes demeurent élevés, l'ostéoporose peut commencer aussi tôt que cinq à vingt ans avant la ménopause. Le phénomène s'accélère pendant les années de ménopause ou si les ovaires ont été retirés ou sont devenus non fonctionnels, comme cela peut se produire après une hystérectomie. Dans de tels cas, le taux de perte osseuse augmente de 2 à 5 % par année. Cependant, chez certaines femmes, il est possible que l'ostéoporose ait pris naissance de nombreuses années auparavant, à la suite d'un régime alimentaire déficient en calcium ou d'un programme athlétique qui aurait inhibé l'ovulation.

L'ostéoporose est une maladie silencieuse qui ne se remarque pas et ne cause généralement pas de douleur dans ses premiers stades. Parce que l'on ne peut pas voir nos os, on ne peut pas se rendre compte que quelque chose ne va pas jusqu'à ce que l'on subisse une fracture de la hanche, de la colonne ou du poignet à la suite d'un choc mineur ou d'une chute. Les autres symptômes incluent :

- une diminution de la taille,
- une déviation de la colonne vertébrale,
- des douleurs vives et inexpliquées au dos.

L'ostéoporose peut entraîner une réduction importante de la taille, une déviation sévère de la colonne vertébrale, des douleurs chroniques et une incapacité permanente. Elle peut littéralement briser des vies; les activités quotidiennes que l'on considère comme allant de soi peuvent devenir des supplices.

LES FACTEURS DE RISQUE
Les situations suivantes vous mettent dans une position à haut risque de souffrir d'ostéoporose.

- Une ménopause très prématurée survenant avant l'âge de 45 ans – elle cause une perte prématurée d'œstrogènes en raison de l'arrêt de fonctionnement des ovaires.
- Une ménopause prématurée survenant avant l'âge normal de 50 ans – la perte prématurée d'œstrogènes est probable; cette perte est certaine si les ovaires ont été retirés.
- La prise à long terme et à fortes doses de corticostéroïdes (pour traiter l'arthrite ou l'asthme). Ne cessez pas de les prendre – votre médecin peut ajuster votre dosage pour compenser la perte osseuse.
- Des menstruations peu fréquentes ou irrégulières – ce phénomène peut être naturel ou être causé par un surentraînement si vous êtes danseuse ou si vous souffrez d'anorexie mentale ou de boulimie. Cela entraîne des niveaux bas d'œstrogènes comparables à ceux de la ménopause, sans égard à l'âge.
- Des troubles de digestion qui causent des problèmes de malabsorption, tels que la maladie cœliaque ou la maladie de Crohn, ou qui nécessite une opération à l'estomac.
- Le tabac – cela peut endommager les cellules qui servent à la construction osseuse et causer une ménopause prématurée.
- Un faible apport en calcium – la consomma-

J'ai commencé à souffrir de sérieux maux de dos en 1995 et j'ai cru qu'ils étaient simplement dus aux effets du «vieillissement». Mais à mesure que le temps passait, mon agilité et ma mobilité dégringolaient et je dépendais de plus en plus de l'aide de ma famille. On m'a prescrit des analgésiques, puis d'autres analgésiques plus forts, et j'ai perdu ainsi trois précieuses années avant de découvrir que je souffrais d'une perte importante de la masse osseuse.

CARMEN (Espagne)

tion de lait et de produits laitiers favorise le maintien de la densité osseuse.
- Une forte consommation d'alcool – l'abus d'alcool peut causer une détérioration des os.
- L'immobilité – les os ont besoin d'exercice pour conserver leur force; les personnes contraintes de garder le lit ou le fauteuil roulant ont un risque accru.
- Le manque de soleil – l'exposition à la lumière du soleil est nécessaire pour la production de vitamine D, qui est essentielle à la santé et à la consolidation des os.

Une bonne part des variations dans la masse minérale osseuse et l'incidence de l'ostéoporose peuvent être attribuées aux différences génétiques entre les individus; par conséquent, des antécédents familiaux d'ostéoporose vous rendent plus à risque d'avoir des fractures plus tard dans la vie. Si vous êtes au courant d'antécédents d'ostéoporose dans votre famille, vous seriez bien avisée de demander à votre médecin de vérifier votre masse osseuse.

BOIRE PLUS DE LAIT
En 1994, une étude transversale menée auprès de 284 femmes âgées de 44 à 74 ans vivant à Cambridge, au Royaume-Uni, a révélé qu'une consommation fréquente de lait avant l'âge de 25 ans avait entraîné une augmentation de 5% de la densité minérale osseuse chez les femmes d'âge moyen et d'âge mûr.

LE SAVIEZ-VOUS ?
Le squelette d'un enfant est remplacé tous les deux ans, celui d'un adulte, tous les sept à dix ans. Une fois que les os ont cessé de croître en longueur, vers l'âge de 16 à 18 ans, ils continuent à croître en densité. À partir de l'âge de 35 ans environ, ils commencent à se détériorer.

DIAGNOSTIC

La meilleure méthode de dépistage de l'ostéoporose à ses débuts consiste en un test aux rayons X appelé absorptiométrie double énergie à rayons X, aussi connu sous le nom d'ADEX. Cette méthode permet de détecter des taux de perte osseuse aussi petits que 1 à 3 %. Le test du scanner passé régulièrement, soit une fois par année, permet de calculer le taux de perte.

Aujourd'hui, le scanner d'évaluation de la masse osseuse est la méthode d'évaluation de la solidité des os la plus précise et la plus fiable. L'appareil utilisé pour un test ADEX scanne généralement le bas de la colonne et une hanche. D'autres parties du corps peuvent être évaluées, dont l'avant-bras et le talon. Les mesures de la masse osseuse sont comparées à celles de jeunes adultes en bonne santé.

Les appareils utilisés pour les tests ADEX sont de grosses pièces d'équipement stati-

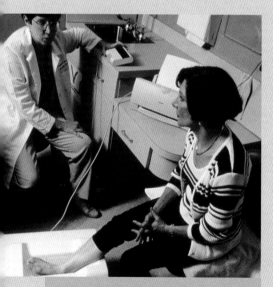

L'EXAMEN DE LA MASSE OSSEUSE
Quels que soient les moyens utilisés pour prévenir les fractures ostéoporotiques, une mesure de la masse osseuse n'est valable que si elle est associée à une opinion clinique d'un médecin agréé expérimenté dans le calcul de la masse osseuse.

ques. Une machine à ultrasons transportable, qui peut évaluer la structure et la solidité des os, généralement l'os du talon (le calcanéum), les os du poignet ou des doigts, constitue un outil de diagnostic moins coûteux. Un test d'ultrasons du talon permet également de prédire les risques de fracture ostéoporotique pendant la ménopause et les risques de fracture du poignet (fracture de Pouteau-Colles) dans les premières années de la postménopause.

RÉDUISEZ LE RISQUE EN INVESTISSANT DANS VOS OS

Le calcium représente approximativement 67 % de poids osseux et les os servent de lieu d'entreposage du calcium. Si la quantité de calcium dans le sang chute en dessous d'un certain niveau, l'organisme continue à combler ses besoins en utilisant le calcium des os. Ce calcium retiré des os est utilisé pour les autres fonctions importantes de l'organisme exécutées par le cœur, les muscles, le sang et les nerfs.

En clair, il est important de maintenir un bon apport de calcium alimentaire et le tableau ci-contre vous indique des moyens d'augmenter cet apport. Cependant, il est aussi important de savoir de quelle façon les autres substances contenues dans les aliments et les boissons peuvent affecter vos niveaux de calcium.

Les substances qui peuvent réduire l'absorption de calcium (lorsque prises en grandes quantités) incluent :

- les phytates – présents dans le thé
- les tanins – présents dans le thé
- l'oxalate – présent dans les épinards
- la caféine – présente dans le café, le thé et les colas
- les phosphates sans calcium – présents dans les boissons pétillantes et en cannette.

AUGMENTEZ VOTRE APPORT EN CALCIUM

Besoins quotidiens
Avant la ménopause : 1 000 mg
Après la ménopause : 1 500 mg

Calcium contenu dans les aliments usuels en milligrammes par portion de 100 g (environ 3½ oz)

PRODUITS LAITIERS

Fromage	
cheddar	800
cottage	80
bleu danois	580
edam	740
parmesan	1 220
fromage fondu	700
fromage à tartiner	510
Crème	79
Œuf (entier)	52
Œuf (jaune)	130
Lait (partiellement écrémé)	
0,5 litre (1 chopine)	702
Lait (écrémé)	
0,5 litre (1 chopine)	705
Yogourt – faible en gras	180
Crème glacée	134

LÉGUMES

Haricots (à gousse)	180
Haricots (fèves)	140
Brocoli	100
Chou	53
Pois chiches	140
Chou vert	98
Olives en saumure	61
Persil	330
Pois	31
Épinards	600
Oignons verts	140
Cresson	220
Pomme de terre cuite (grosse)	24
Fèves cuites	
(boîte de 350 g/12 ¼ oz)	239

VIANDE ET POISSON

La viande et le poisson contiennent de très petites quantités de calcium. Le calcium contenu dans les pâtés de poisson et dans le poisson pané provient de la farine. Les sardines, les sprats et les poissons blancs en conserve contiennent du calcium dans leurs os.

Crevettes	150
Crabe (en conserve)	120
Pilchards (en conserve)	300
Saumon (en conserve)	93
Sardines (en conserve)	460–550
Sprats (frit)	620–710
Poisson blanc (frit)	860
Pâté de poisson	280
Pétoncles vapeur	120

FRUITS

Abricots séchés	92
Groseilles	60
Gadelles	95
Figues	280
Citron entier	110
Rhubarbe	100
Orange (1 grosse)	99

NOIX ET GRAINES

Amandes	250
Noix du Brésil	180
Arachides, rôties et salées	61
Graines de sésame	870

BOISSONS (POIDS SEC)

Poudre de cacao	130
Café moulu	130
instantané	160
Boisson de lait malté	230
Thé indien	430

FARINES ET ALIMENTS CUISINÉS

Pain, blanc ou entier	100
Gâteau, éponge	140
portion individuelle de gâteau aux fruits	390
Farine nature	210–240
à levure	350
Farine de soja	210–240
Son de blé	110

ASSAISONNEMENTS ET INGRÉDIENTS DE CUISSON

Poudre de cari	640
Moutarde sèche	330
Poivre	130
Sel	230
Cube de bouillon	180
Levure sèche	80

Les substances qui augmentent la perte de calcium dans les urines incluent:

- le sel – un apport élevé de sel augmente la perte le calcium dans les urines;
- les protéines – un apport excessif (plus de 4 portions par jour) de protéines animales;
- la caféine – le café, le thé et les autres boissons contenant de la caféine sont diurétiques, entraînant conséquemment une perte de calcium.

Vos os ont besoin de vitamine D

La vitamine D augmente l'absorption du calcium. On en trouve dans les pommes, le cresson, le thon, le saumon et le hareng. Mais la meilleure source de vitamine D est la lumière du soleil, qui augmente la production de vitamine D dans la peau.

Vos os ont besoin de magnésium

Le magnésium est essentiel au bon métabolisme du calcium et les os ont besoin de deux fois plus de magnésium que de calcium pour que la biochimie de la formation osseuse se passe bien. Les bonnes sources de magnésium sont les légumes vert foncé, les pommes, les graines, les noix, les figues et le citron, de même que les grains entiers tels que le riz brun, le blé entier et le seigle entier.

Vos os ont besoin de vitamines C, B6 et K

La vitamine C est essentielle à la formation des os, car elle procure le collagène (la matière fibreuse) qui constitue 90 % de la matrice osseuse. Les bonnes sources de vitamines C incluent les agrumes (oranges, citrons, limes), les légumes verts et les légumes-feuilles, les baies, les pommes de terre, les patates douces et les ignames.

La vitamine B6 a la propriété d'augmenter la résistance du tissu conjonctif des os. On la trouve dans les grains entiers, le poisson, les noix, les bananes et les avocats. La vitamine K est connue particulièrement pour ses effets coagulants et pour son rôle dans le durcissement des os – les meilleures sources sont les légumes verts.

Vos os ont besoin d'exercice

Les activités mettant en jeu les articulations portantes sont les meilleurs exercices pour renforcer les os. Vos os ont besoin de porter des charges lorsque vous vous déplacez. Les bonnes activités mettant en jeu les articulations portantes incluent la marche, le patinage, la course à pied, le saut à la corde, les exercices aérobiques, le tennis. Bêcher dans le jardin ou monter et descendre des escaliers à la course, cela fait aussi travailler les articulations portantes. Vous devez tenter de faire de l'exercice 20 minutes par jour, trois fois par semaine.

QUE FAIRE D'AUTRE?

Prendre des suppléments alimentaires peut aider à augmenter l'apport quotidien en vitamines et en minéraux.

LE SAVIEZ-VOUS?

Le jardinage rehausse l'estime de soi, aide à construire la confiance en soi et sera bientôt prescrit par les médecins!

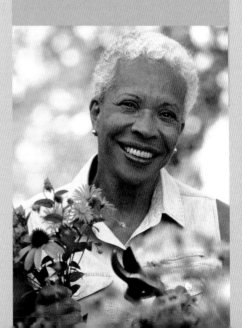

> *Ma mère n'a que 69 ans et elle présente déjà une déviation de la colonne (une cyphose) qui lui donne de vifs maux de dos l'empêchant de s'asseoir pendant de longues périodes. Sa taille a diminué de 6 cm, elle a toutes les difficultés à trouver des vêtements à sa taille et ne peut porter que des chaussures de sport afin de prévenir les chutes. On avait diagnostiqué une ostéoporose grave près de 20 ans avant le début de sa ménopause. Je veux mettre toutes les chances de mon côté – je prends tous les jours des suppléments de calcium et passe une mesure de la densité osseuse tous les deux ans.*

SARAH (Israël)

DES SOLUTIONS SIMPLES

Dans une étude comparative randomisée, menée en 2001 à Melbourne, en Australie, des chercheurs ont exploré trois types d'interventions visant à prévenir les chutes chez les personnes âgées ; les participants à l'étude étaient âgés de 70 ans ou plus et la moitié vivaient seuls. Les trois types d'interventions étaient basés sur des exercices de groupe, sur la gestion des dangers domestiques et sur l'amélioration de la vision. Les mesures de l'équilibre se sont améliorées considérablement dans le groupe assigné aux exercices, mais les résultats les plus positifs ont été observés dans les trois types d'interventions, indiquant une réduction annuelle de 14% du taux de chutes.

Cette illustration montre clairement les effets de l'ostéoporose sur la colonne.

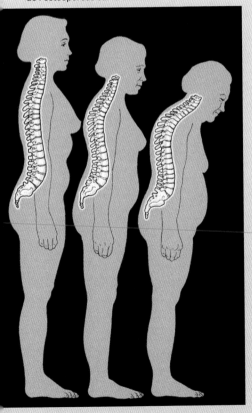

Les suppléments de calcium

Vous pourriez envisager de prendre ces suppléments si vous ne trouvez pas l'apport quotidien recommandé de calcium dans vos aliments et vos boissons (voir le tableau de la page 35 pour connaître le contenu en calcium des aliments courants).

La vitamine D et la calcitonine

Les suppléments de vitamine D sont recommandés aux personnes ayant une carence en vitamine D par suite d'une alimentation insuffisante ou d'une exposition limitée au soleil, par exemple si vous êtes une personne de plus de 65 ans et êtes confinée à la maison ou vivez dans une institution. Rappelez-vous, cependant, qu'une exposition excessive aux rayons du soleil peut causer le cancer de la peau.

Le calcitrol (appellations commerciales : Rocaltrol et Calcijex) aide à augmenter la quantité de calcium absorbé dans l'intestin et la quantité de calcium qui entre dans les os.

LES CHUTES :
COMMENT LES PRÉVENIR

La plupart des fractures associées à l'ostéoporose sont causées par des chutes. Le tiers des personnes de plus de 60 ans font une chute au moins une fois par année et, même si ces chutes ne sont pas toutes sérieuses, bon nombre entraînent des fractures, particulièrement chez les femmes plus âgées.

Le tableau ci-dessous présente quelques-unes des causes les plus fréquentes de chutes et fournit des suggestions pour prévenir ces chutes.

QUI EST À RISQUE ?

La plupart des fractures de la hanche surviennent chez des personnes âgées de plus de 80 ans et sont associées à un taux élevé de morbidité et de mortalité. C'est pourquoi il est important de reconnaître les personnes les plus à risque, car un traitement efficace peut réduire ce risque de moitié.

Ignac Fogelman, Professeur de médecine nucléaire, Guy's Hospital, Londres

DES CAUSES FRÉQUENTES DE CHUTES

Les causes	La prévention
Un mauvais équilibre causé par des muscles faibles, une basse pression artérielle, des problèmes à l'oreille ou d'autres troubles médicaux	• *Faire de l'exercice aide à maintenir les muscles forts et améliore l'équilibre.*
Une vision faible – qui empêche de bien apercevoir les dangers, comme un cordon qui traîne ou un cahot sur le trottoir	• *Assurez-vous d'avoir un bon éclairage à la maison.* • *Passez un examen de la vue annuellement.* • *Évitez les éblouissements en portant des lunettes de soleil de bonne qualité.*
Les chaussures	• *Assurez-vous de porter des chaussures à votre pointure.*
Les dangers à domicile (la plupart des chutes se produisent à la maison)	• *Les surfaces de plancher – les carpettes, les moquettes et les tapis devraient être bien aplatis sur les planchers, sans rebords qui remontent.* • *Assurez-vous qu'aucun cordon électrique ne traîne dans les endroits où vous vous déplacez.*
L'éclairage	• *Éclairez bien tous les endroits de votre domicile et assurez-vous que les interrupteurs sont facilement accessibles.*
La salle de bain	• *Faites installer des mains courantes ajustées à votre taille qui vous seront utiles pour entrer dans la douche ou dans la baignoire et lorsque vous utilisez la toilette.* • *Utilisez des carpettes antidérapantes pour éviter de glisser sur les surfaces mouillées.*
Les dangers à l'extérieur de la maison	• *Faites attention aux chaussées inégales, aux planchers glissants des centres commerciaux, aux chaînes de trottoirs et ainsi de suite.* • *Ne laissez rien encombrer votre cour, ni branches tombées ni tuyau d'arrosage.*

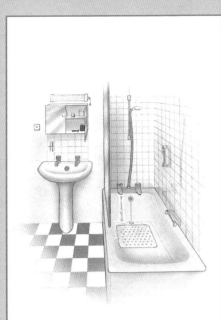

LA SÉCURITÉ DANS LA SALLE DE BAIN

Il existe quelques précautions simples que vous pouvez prendre pour éviter les chutes dans la salle de bain. Installez des mains courantes pour entrer dans la baignoire et en sortir et utilisez toujours un tapis antidérapant.

EN RÉSUMÉ

Si vous avez eu une ménopause prématurée – une aménorrhée prolongée (suppression ou absence anormale des règles non due à une grossesse), si vous avez des antécédents familiaux d'ostéoporose ou si vous prenez des corticostéroïdes, il vous sera utile de passer un scanner des os avant de prendre une décision au sujet du traitement. Explorez toutes les solutions afin de maintenir la santé de vos os pour le reste de votre vie – si vous vous occupez de vos os, vos os s'occuperont de vous.

> " À l'âge de 49 ans, j'ai subi l'hystérectomie complète à la suite d'un cancer. Dans la cinquantaine, je me suis cassé plusieurs côtes en tombant sur une boîte et m'en suis cassé plusieurs autres dix ans plus tard. C'était en 1995, j'avais alors 63 ans, je suis tombée d'une échelle et me suis cassé une jambe, me suis fracturé le sternum, me suis fêlé la clavicule, me suis foulé le coude et me suis encore cassé quatre côtes. Ce n'est qu'à ce moment-là qu'on a diagnostiqué mon ostéoporose ; le scanner d'évaluation de ma densité osseuse montrait que le risque de me fracturer la hanche ou la colonne était extrême.
>
> Mon médecin m'a prescrit un programme quotidien de médicaments pour reconstruire ma masse osseuse. J'ai suivi ce programme pendant quatre ans. Malgré cela, mes os sont encore extrêmement cassants : la semaine dernière, en rentrant l'épicerie, je me suis servi de mon petit doigt pour soulever un sac de plastique contenant deux litres de lait et mon doigt a craqué.
>
> Pour moi, vivre avec l'ostéoporose signifie que :
> - je dois être prudente tout le temps ;
> - je ne dois pas me presser, particulièrement sur des surfaces inégales ou mouillées par la pluie ;
> - je dois promener mon chien en utilisant une laisse courte de manière à ne pas m'emmêler et trébucher ;
> - je ne dois pas porter de talons hauts ;
> - à cause des effets de l'alcool sur la masse osseuse, je dois en limiter ma consommation – idéalement, je devrais m'abstenir d'en consommer ;
> - je dois transporter mon épicerie en petites quantités et faire plusieurs allers-retours dans un escalier de 17 marches ;
> - je ne dois plus creuser dans le potager ni grimper dans une échelle ou m'étirer pour élaguer les arbres ;
> - je ne dois chercher à atteindre que les objets sans risque qui sont à ma portée au niveau du sol.
>
> Par-dessus tout, l'ostéoporose signifie que je ne peux pas courir avec mes petits-enfants – je suis la personne qui reste sur la plage à surveiller les chaussures des autres au lieu d'explorer les ruisseaux. "
>
> **BONNIE (Nouvelle-Zélande)**

Le sein : ce qu'il faut savoir

Maintenant que vous prenez de l'âge, il est de plus en plus important que vous soyez attentive à la santé de vos seins. Le cancer du sein est une maladie qui affectait plus d'un million de personnes dans le monde en l'an 2000, dont le tiers vivaient en Europe. Environ 60 % des cancers du sein affectent des femmes de plus de 60 ans et le risque est plus élevé après l'âge de 75 ans.

L'AUTO-EXAMEN

Il est important que vous sachiez faire votre auto-examen des seins.

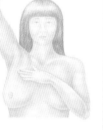

Vérifiez les deux seins, à la recherche de toute masse, de toute différence dans la texture de la peau et de tout changement autour du mamelon. Palpez fermement les aisselles.

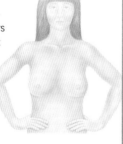

Refaites cette vérification dans plusieurs positions en plaçant vos bras de différentes manières.

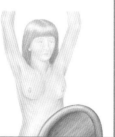

Si vous le pouvez, placez-vous devant un miroir afin de vous familiariser avec l'apparence de vos seins.

L'AVENIR POUR VOUS

Même s'il est impossible, à l'heure actuelle, de prédire qui développera un cancer du sein, votre risque est plus élevé :

- si vous avez de forts antécédents familiaux de cancer du sein,
- si vous êtes porteuse d'un gène de cancer du sein,
- si vos règles ont commencé prématurément (à l'âge de 10 ans ou avant) et que vous avez eu une ménopause tardive (à l'âge de 59 ans ou après),
- si vous n'avez pas eu d'enfants ou en avez eu tardivement (après l'âge de 40 ans),
- si vous avez des antécédents de maladies bénignes du sein.

Vous ne pouvez malheureusement rien faire pour la plupart des situations décrites ci-dessus, sauf être consciente qu'elles existent. Vous pouvez néanmoins vous assurer de faire votre auto-examen des seins régulièrement et de passer des mammographies.

Le cancer du sein et les œstrogènes

La pilule contraceptive contient des œstrogènes qui peuvent stimuler la croissance des cellules cancéreuses. En théorie, augmenter l'apport d'œstrogènes peut amener un cancer du sein à se développer – en pratique, le risque que cela se produise est faible. De récentes études sur la pilule contraceptive menées à l'échelle de la planète ont révélé que :

- l'incidence du cancer du sein augmente légèrement pendant les années de prise de la pilule et jusqu'à 10 ans après l'arrêt de la pilule ;
- plus de 10 ans après l'arrêt de la pilule, le risque est le même que chez une femme qui n'a jamais pris la pilule ;
- un nombre accru de femmes chez qui on a diagnostiqué un cancer du sein avaient pris la pilule durant le processus de progression de leur tumeur maligne.

Le cancer du sein et l'alimentation

Jusqu'à maintenant, les recherches pour découvrir les facteurs liés à l'alimentation pouvant être en cause dans le cancer du sein durant la vie adulte ont été décevantes. Cela n'exclut pas une possible association entre le cancer du sein et l'alimentation au cours des années antérieures au cancer. L'alcool est le seul facteur de risque assez bien établi lié à l'alimentation – on associe un risque faible, mais constant, à la consommation d'alcool.

Les antécédents familiaux aggravants

Si un cancer du sein a été diagnostiqué chez votre mère, votre sœur ou votre fille avant l'âge de 40 ans, ou si un cancer du sein, des ovaires ou du côlon a été diagnostiqué chez deux de vos parentes ou plus (de votre côté de la famille) dont au moins l'une n'avait pas encore 50 ans, ou si l'un ou l'autre de ces cancers a été diagnostiqué chez plusieurs parentes de votre côté de la famille, vous avez ce que l'on appelle des antécédents familiaux aggravants.

Cela pourrait indiquer qu'il y a un gène de cancer du sein dans votre famille. On a découvert plusieurs gènes susceptibles d'augmenter le risque de cancer du sein, mais à l'heure actuelle, il n'existe des tests de dépistage que pour deux de ces gènes : le BRCA1 et le BRCA2. Le risque d'avoir le cancer du sein si vous êtes porteuse de l'un de ces gènes est d'environ 85 % lorsque vous atteignez l'âge de 55 ans. Autrement dit, sur 100 femmes porteuses d'un gène de cancer du sein, 85 femmes auront développé un cancer du sein à l'âge de 55 ans.

Les maladies bénignes du sein

Si vous avez des antécédents de masses bénignes au sein, vous avez un risque légèrement accru de cancer du sein. Cependant, une «maladie bénigne au sein» englobe une large fourchette de problèmes médicaux dont la plupart n'aboutissent pas à un cancer. Une masse sur dix présente une hyperplasie atypique. Cela signifie que les cellules ne sont pas cancéreuses, mais se développent de manière anormale ; elles quadrupleront votre risque de cancer du sein par rapport à la moyenne.

TOUT EST DANS LES GÈNES

Le gène BRCA2 a été repéré pour la première fois lors d'une étude menée sur des familles islandaises ayant une incidence élevée de cancer du sein. En raison de la faible immigration qu'a connue l'Islande depuis qu'un petit groupe de Norvégiens s'y est installé vers l'an 900, cette famille avait un bagage génétique très lourd. On a pu retracer, chez deux familles islandaises ayant des antécédents de cancers du sein fréquents, un ancêtre commun né en 1711.

EN RÉSUMÉ

Bien que de nombreux facteurs de risque de cancer du sein échappent à votre contrôle, vous pouvez toujours prendre des mesures pour diminuer les risques en réduisant votre consommation d'alcool et en consommant tous les jours beaucoup de fruits frais, des céréales de son, du pain de blé entier et des salades crues.

Plus tôt le cancer du sein sera détecté, plus efficace sera le traitement. C'est pourquoi il est essentiel que vous fassiez votre examen des seins régulièrement et que vous vous assuriez d'aller à vos rendez-vous pour une mammographie.

Passer régulièrement une mammographie offre une assurance aux femmes, car les changements potentiellement cancéreux peuvent être détectés à un stade précoce.

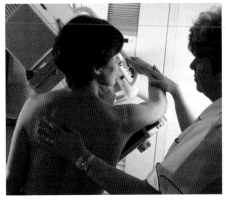

La maladie d'Alzheimer

La maladie d'Alzheimer (aussi nommée démence présénile) a été baptisée du nom d'un médecin allemand, Alois Alzheimer (1864-1915). Ce dernier a publié de nombreux articles sur les états et les maladies du cerveau, dont l'une entraînait une perte de mémoire, des changements dans les comportements et dans la personnalité, de même que le déclin des habiletés cognitives.

Ces définitions cliniques ne transmettent nullement la douleur et l'immense chagrin que l'on éprouve lorsqu'un proche développe la maladie. Le processus dégénératif commence à mi-chemin du parcours de vie et il est presque impossible de l'inverser.

LES FACTEURS DE RISQUE

Vous êtes à risque accru de développer la maladie d'Alzheimer si vous avez de l'hypertension artérielle ou des taux élevés de cholestérol (voir page 44) ou si l'un de vos parents ou de vos grands-parents a souffert de la maladie.

Il existe une théorie selon laquelle vous courez un risque supplémentaire si vous subissez une perte spectaculaire d'œstrogènes à la ménopause, comme en témoignent divers symptômes, notamment des trous de mémoire et une concentration irrégulière. Étant donné que l'hypothalamus, à la base du cerveau, agit comme un centre de régulation des hormones, on peut logiquement supposer qu'une perturbation hormonale majeure devrait nécessairement avoir un effet sur le cerveau.

RÉDUIRE LE RISQUE

Il existe une preuve que le supplément d'herbes de gingko biloba est efficace pour améliorer la mémoire. Une revue de 33 essais cliniques sur cette herbe remontant jusqu'à 1976 suggère que le gingko biloba a un rôle à jouer dans l'amélioration des fonctions cervicales.

Consultez votre médecin avant de prendre du gingko biloba, car il pourrait interagir avec d'autres médicaments.

Vous devez faire particulièrement attention si vous suivez une thérapie aux anticoagulants – comme la warfarine ou l'aspirine – ou si vous avez des problèmes de coagulation sanguine.

EN RÉSUMÉ

Ni la démence ni la maladie d'Alzheimer ne font nécessairement partie du processus de vieillissement. Il est par conséquent très important de savoir ce que cela implique pour vous si vos antécédents familiaux comptent l'une ou l'autre de ces maladies, particulièrement si vous faites de l'hypertension artérielle ou si vous avez des niveaux élevés de cholestérol.

> *J'étais très alarmée à l'époque où ma mère, dans la cinquantaine, a eu sa ménopause. Elle oubliait où allaient les choses ; elle pouvait, par exemple, mettre le carton de lait dans le four. Elle s'embrouillait dans ses mots et n'arrivait plus à se rappeler le nom de ses petits-enfants. Son niveau d'anxiété montait en flèche à cause de tout cela et son humeur était épouvantable. Heureusement, elle a retrouvé la personnalité qu'on lui avait toujours connue après avoir pris régulièrement du gingko biloba pendant six mois.*
>
> **REBECCA (Oxford)**

Se garder l'esprit actif retarde l'apparition des troubles de mémoire.

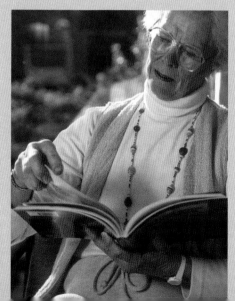

Le cancer des intestins

Près d'un million de personnes ont reçu un diagnostic de cancer de l'intestin dans le monde entier en l'an 2000, parmi lesquelles un peu moins du tiers vivaient en Europe.

Le cancer de l'intestin est le troisième en importance au Royaume-Uni (après le cancer du poumon et le cancer du sein) et le deuxième principal responsable de tous les décès par cancer aux États-Unis. Neuf cancers du côlon ou du rectum sur dix apparaissent en raison de mutations sporadiques dans les cellules de la paroi de l'intestin. Les mutations sporadiques, qui se produisent par hasard, s'accumulent avec le temps et sont causées par le régime alimentaire et par les effets du vieillissement.

LES FACTEURS DE RISQUE

Les antécédents familiaux de cancer de l'intestin constituent un facteur de risque. À partir des critères d'Amsterdam, on peut évaluer certains critères indiquant une régularité de cancers de l'intestin à travers les générations. Ces critères établissent que le risque qu'une personne ait un cancer de l'intestin est élevé si sa famille compte :

- trois membres ayant eu le cancer du côlon ou du rectum,
- au moins deux générations successives présentant des cas de cancers du côlon ou du rectum,
- deux membres de la famille qui ont eu la maladie et qui sont parents au premier degré (parents, frères, sœurs ou enfants) d'un autre membre de la famille qui a aussi eu la maladie,
- au moins un membre qui en a été affecté avant l'âge de 50 ans.

Au cours des 20 dernières années, le taux de décès causés par cette maladie a connu une baisse plus marquée chez les femmes que chez les hommes et certaines preuves suggèrent que l'utilisation d'hormones à la postménopause peut réduire le risque.

EN RÉSUMÉ

- Vous devez considérer tout ce que cela comporte pour vous si vos antécédents familiaux indiquent que vous êtes à risque d'avoir ce cancer.
- Améliorer et modifier vos habitudes alimentaires vous sera très profitable.

OÙ LE CANCER DE L'INTESTIN SE DÉVELOPPE-T-IL ?

Le cancer de l'intestin affecte habituellement la dernière partie du gros intestin et le rectum.

LE PARADOXE

Le risque du cancer de l'intestin chez les femmes en pré-ménopause est doublé si celles-ci sont cliniquement obèses, bien qu'après la ménopause, les tissus adipeux soient une importante source d'œstrogènes, lesquels peuvent réduire le risque de cancer colorectal.

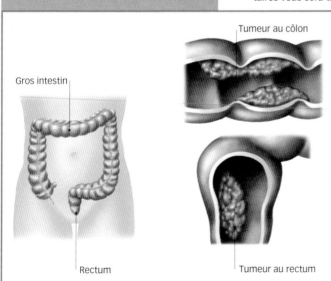

Tumeur au côlon

Gros intestin

Rectum

Tumeur au rectum

La cardiopathie

Si vous placez votre main la paume tournée vers le haut, vous verrez des veines bleuâtres qui transparaissent sous la peau mince de votre poignet – celles-ci font partie d'un système vasculaire complexe qui permet au sang de circuler partout dans l'organisme.

L'hypertension artérielle La pression artérielle, c'est la pression que le sang exerce sur les artères – les vaisseaux sanguins qui transportent le sang du cœur vers les autres parties du corps. L'hypertension artérielle se produit si les parois des plus grandes artères perdent leur élasticité et deviennent rigides, alors que les petits vaisseaux sanguins se contractent (et se rétrécissent). Les personnes qui présentent de l'hypertension artérielle courent un risque accru de subir un accident vasculaire cérébral ou de faire une crise cardiaque.

Les maladies artérielles périphériques Elles se produisent lorsque les artères qui conduisent le sang vers les jambes se rétrécissent ou se bloquent complètement. D'autres artères, comme celles qui conduisent le sang vers le cœur et vers le cou, sont aussi susceptibles d'être affectées.

Le diabète et la cardiopathie Ce sont les deux maladies chroniques les plus fréquentes dans le monde entier. Plus de 10 millions d'Européens souffrent de diabète.

Le cholestérol sanguin Il y a deux types de cholestérol : le cholestérol alimentaire et le cholestérol sanguin. Le cholestérol alimentaire est contenu dans les aliments tandis que le cholestérol sanguin est celui qui circule dans l'organisme. Le cholestérol est produit dans le foie et peut se déposer sur les parois des artères dans un processus appelé l'athérosclérose, qui entraîne le rétrécissement et le durcissement des artères, puis une cardiopathie.

Dans un système sanguin sain, le sang circule librement, mais parfois des blocages peuvent survenir (comme un caillot sanguin) ou des dépôts s'accumulent dans les veines (comme le tartre à l'intérieur d'une bouilloire). Si c'est votre cas, vous êtes à risque de subir un accident vasculaire cérébral ou une crise cardiaque. Ces deux états font partie d'un groupe de troubles connus sous le nom de maladies cardiovasculaires.

Les maladies cardiovasculaires incluent toutes les maladies du cœur et des vaisseaux sanguins. Les deux maladies principales dans cette catégorie sont la maladie coronarienne et l'accident vasculaire cérébral, mais les maladies cardiovasculaires incluent aussi les cardiopathies congénitales (malformation cardiaque à la naissance), les cardiopathies valvulaires et une gamme d'autres maladies du cœur et des vaisseaux sanguins. Les maladies coronariennes et les accidents vasculaire cérébral ont une cause semblable – un blocage dans une artère.

Les maladies coronariennes se présentent sous deux formes : l'angine de poitrine et la crise cardiaque – cette dernière est aussi connue sous le nom d'infarctus du myocarde.

- L'angine est causée par un rétrécissement des vaisseaux sanguins qui mènent au muscle cardiaque. Elle se manifeste par une douleur dans la poitrine à la suite d'un exercice physique ou d'une émotion. Elle peut être légère ou vive et dure généralement moins de dix minutes.
- Une crise cardiaque cause une douleur semblable, mais dure plus longtemps et peut être fatale. Une crise cardiaque se produit lorsqu'un caillot de sang bloque entièrement un vaisseau sanguin.

Dans presque toutes les régions du monde, les maladies cardiovasculaires sont une cause de morbidité et de mortalité plus fréquente chez les femmes que ne le sont l'ostéoporose et le cancer réunis. Il est cependant inhabituel que des événements cardiovasculaires se produisent chez les femmes avant la soixantaine.

LES FACTEURS DE RISQUE

Les facteurs ci-dessous vous mettent à haut risque d'une maladie cardiovasculaire.

- L'hypertension artérielle – le plus important facteur de risque pour un AVC (accident vasculaire cérébral).
- Des antécédents familiaux de cardiopathie.
- L'obésité – elle se traduit par un indice de masse corporelle (IMC) égal ou supérieur à 30. Un IMC égal ou supérieur à 26 indique un surplus de poids (voir la formule de mesure de votre IMC à la page 47).
- Des habitudes de vie sédentaires.
- Le tabagisme – invariablement associé aux maladies artérielles périphériques.
- Les facteurs psychosociaux – les situations stressantes, la dépression et l'isolement social peuvent être liés à une augmentation du risque.
- Les diabètes.
- Des taux élevés de cholestérol sanguin – associés aux maladies cardiovasculaires.

L'effet combiné de deux facteurs de risque ou davantage est plus puissant que tout facteur de risque isolé, et certains de ces facteurs sont souvent présents concurremment. Par exemple, des examens systématiques de dépistage du diabète pourraient être indiqués chez les femmes ayant de l'hypertension artérielle.

AU CŒUR DU SUJET

À mesure que nous vieillissons, notre scénario de risques change. Les femmes sont touchées par les maladies cardiaques en moyenne dix ans plus tard que les hommes. Le taux de maladies coronariennes devient similaire chez les hommes et chez les femmes lorsque ceux-ci prennent de l'âge, mais cela reflète une décélération des taux de maladies cardiaques chez les hommes à mi-chemin de leur parcours de vie plutôt qu'une accélération de ces taux chez les femmes en postménopause.

LE SAVIEZ-VOUS ?

Chaque année, plus de 500 000 habitants des pays de l'Union européenne meurent du tabagisme ; ce phénomène représente une diminution moyenne de 21 années d'espérance de vie.

LES ARTÈRES BLOQUÉES

Le processus de maladie coronarienne commence quand les artères coronaires sont rétrécies par un développement graduel de dépôts gras (athérome) sur leurs parois.

L'hypertension artérielle ou des niveaux élevés de cholestérol à mi-chemin du parcours de vie, et en particulier la combinaison de ces risques, augmentent le risque de maladie d'Alzheimer en fin de vie en provoquant l'athérosclérose et en diminuant le flux sanguin au cerveau.

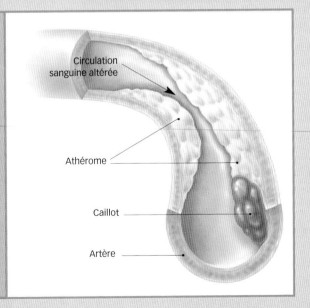

Circulation sanguine altérée

Athérome

Caillot

Artère

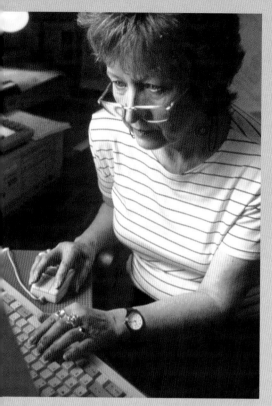

pourquoi, toute comparaison faite, on en connaît encore assez peu sur le sujet. Pendant des années, on a cru que les femmes étaient protégées de la cardiopathie aussi longtemps que leur organisme produisait des œstrogènes, parce que cela avait un effet bénéfique sur le métabolisme du cholestérol sanguin. Il s'ensuivait que la femme perdait cette protection après la ménopause à cause de la perte d'œstrogènes, de là l'augmentation du risque.

Comme on l'a vu au chapitre 1, les femmes perdent en effet des œstrogènes pendant les années de ménopause – approximativement 40% –, mais leur organisme continue à en produire en quantités variables jusqu'à 20 ans après la ménopause.

L'observation que la progression des maladies cardiovasculaires chez les femmes est plus rapide après la ménopause a mené à l'hypothèse que le maintien des niveaux d'œstrogènes par l'hormonothérapie pourrait prévenir ces maladies. En effet, depuis les années 70, plus de 30 études comparatives de cohortes ont révélé moins de cardiopathie chez les femmes prenant des œstrogènes.

Cependant, dans une méta-analyse de 22 essais randomisés menée avant 1997 qui comparait l'hormonothérapie avec un placebo, aucune thérapie ni vitamines ou minéraux administrés à des femmes postménopausées particulièrement en bonne santé n'ont montré d'effet global de protection de l'HTR contre la cardiopathie.

Un mode de vie sédentaire vous met à risque de maladies cardiaques. Si votre travail vous oblige à demeurer assise à votre poste toute la journée, assurez-vous que le reste de votre vie n'est pas aussi sédentaire.

Un nombre considérable de recherches ont été menées sur les hommes et la cardiopathie, mais la maladie cardiovasculaire chez la femme est sous-étudiée et sous-diagnostiquée; c'est

LA CARDIOPATHIE EST LARGEMENT ÉVITABLE

Cela a été démontré avec succès par un programme de santé cardiaque mis en œuvre à l'échelle d'une communauté dans la région de North Karelia, en Finlande, où, sur une période de plus de 20 ans, la mortalité par cardiopathie a chuté de 70%.

TROP DE CŒURS BRISÉS

La cardiopathie représente plus de la moitié de tous les décès de personnes âgées de moins de 75 ans en Europe, avec un total de quatre millions de décès par année. Les Grecs sont ceux qui fument le plus et qui ont les plus grands problèmes de cardiopathie; les Portugais sont ceux qui font le moins d'exercice et qui ont le plus haut taux de décès par AVC de l'Union européenne; les Irlandais sont les plus susceptibles de mourir d'une maladie coronarienne.

L'INDICE DE MASSE CORPORELLE

La quantité de tissu adipeux que vous portez peut être plus révélatrice que votre seul poids. L'indice de masse corporelle (IMC) exprime le rapport entre le poids et la taille d'une personne. Il est égal au poids, exprimé en kilogrammes, divisé par la taille, exprimée en mètres carrés. La meilleure façon de déterminer votre indice de poids idéal est d'utiliser la formule d'IMC – une calculatrice vous sera utile. Votre IMC devrait se situer entre 18 et 25. Votre santé est à risque si votre indice se situe en dessous de 18 ou au-dessus de 25.

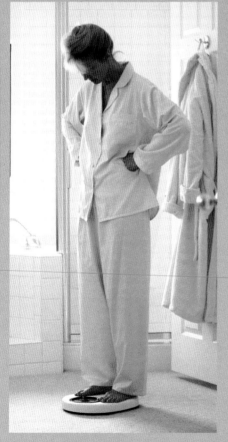

CALCULEZ VOTRE INDICE DE MASSE CORPORELLE

Voici deux façons d'établir votre indice de masse corporelle

Première méthode

1 Votre poids (en kilogrammes) correspond à X.
2 Multipliez votre taille (en mètres) par votre taille (en mètres). Cela correspond à Y.
3 Divisez X par Y.

Seconde méthode

1 Multipliez votre poids actuel (en livres) par 704. Cela correspond à X.
2 Multipliez votre taille (en pouces) par votre taille (en pouces). Cela correspond à Y.
3 Divisez X par Y.

Exemple
Supposons que vous mesurez 5 pi 4 po (64 po) et que vous pesez 142 lb.

Multipliez 142 par 704 – le total est 99 968.

Ensuite multipliez 64 par 64 – le total est 4 096.

Divisez 99 968 par 4 096 pour obtenir votre IMC – environ 24.

Vous vous situez à l'intérieur des limites de poids santé, quoique près de la limite du surpoids ; vous devez savoir que si votre poids augmente de 10 livres, votre IMC se situera dans une catégorie de poids à risque pour votre santé.

Surveillez votre poids pendant la période de transition qu'est la ménopause, car tout excès pourrait affecter votre cœur.

LES CAILLOTS

Lorsque les artères sont bloquées par des dépôts adipeux, le sang ne peut pas circuler librement et il y a un risque accru de formation de caillots sanguins. Si un caillot se forme dans l'artère coronaire, le sang ne peut pas arriver au cœur et une crise cardiaque survient. Si le caillot se forme dans le cerveau, un AVC survient. Les facteurs de risque pour la formation de caillots sont :

- des antécédents personnels ou familiaux de maladies thromboemboliques (caillots sanguins),
- une opération récente ou un traumatisme récent,
- l'obésité,
- des varices importantes,
- une immobilisation prolongée.

Bien que certains de ces facteurs de risque soient en dehors de votre contrôle, vous pouvez diminuer le risque de formation de caillots en vous activant sans tarder après avoir subi une opération, en perdant du poids si vous êtes obèse et en demandant de l'aide médicale si vous avez des veines variqueuses.

RÉDUISEZ LES RISQUES

Vous pouvez apporter de nombreux changements à votre alimentation et à vos habitudes de vie afin de réduire votre risque de maladie cardiovasculaire.

- Augmentez votre consommation de poissons gras, de noix, de graines et d'huile. Les acides gras essentiels contenus dans ces aliments jouent un rôle important dans la prévention des cardiopathies. La consommation de poisson trois fois par semaine réduit le risque de maladies cardiovasculaires, car les huiles contenues dans le poisson abaissent le taux de cholestérol, éclaircissent le sang et réduisent les risques de rétrécissements des artères.
- Essayez de maintenir un gabarit et un poids santé.
- Cessez de fumer et évitez la «fumée secondaire».

LA VITAMINE E

Une étude faite en 1996 par des scientifiques de l'Université de Cambridge et de l'hôpital Papworth, au Royaume-Uni, a révélé qu'une dose quotidienne de vitamine E réduisait de 75 % le risque d'avoir une crise cardiaque. Cet essai à double insu comparatif a été mené auprès de 2 000 patients ayant un diagnostic d'athérosclérose coronarienne (voir l'encadré à la page 45). Le nombre de crises cardiaques recensées dans le groupe qui prenait de la vitamine E représentait le quart du nombre de crises recensées dans le groupe qui prenait un placebo.

Si vous fumez, vous êtes à risque de cardiopathie.

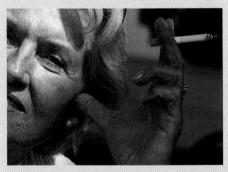

- Augmentez votre consommation de soja. Les haricots de soja sont une source de protéine complète, car ils contiennent les huit acides aminés essentiels.
- Augmentez votre consommation de fruits et de légumes frais, ainsi que de fruits séchés. Les fibres contenues dans les pommes de terre, les carottes, les pommes, les haricots et l'avoine s'attachent au cholestérol et le transportent à l'extérieur de l'organisme.
- Prenez des suppléments de vitamine E.
- Si vous avez une incapacité qui vous empêche de faire activement des exercices, essayez de vous inscrire à des sessions de physiothérapie, de massages ou d'hydrothérapie.

LA CARDIOPATHIE ISCHÉMIQUE

L'ischémie se traduit par un apport insuffisant de sang et est une conséquence du rétrécissement graduel des artères coronariennes qui transportent le sang et l'oxygène vers les muscles du cœur.

EN RÉSUMÉ

Soyez consciente des facteurs de risque de cardiopathie. Pour aider votre cœur et vos vaisseaux sanguins à demeurer en santé :

- éliminez deux de vos facteurs de risque ou plus,
- débarrassez-vous des mauvaises habitudes de vie et adoptez une alimentation saine,
- faites régulièrement des exercices pour les articulations portantes.

Vous pouvez maintenir votre masse musculaire en vous entraînant aux haltères courts au moins une heure par semaine.

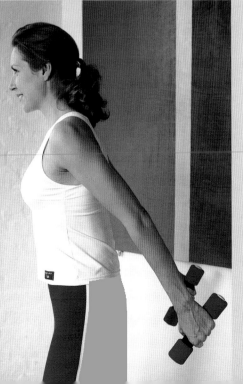

DES ALIMENTS CRUS POUR UN CŒUR EN SANTÉ

Une étude ambitieuse, menée entre 1973 et 1979, a recruté 11 000 Britanniques, hommes et femmes, parmi les clients de magasins d'alimentation santé et chez les personnes ayant un intérêt pour les aliments naturels et le végétarisme.

Le but de l'étude était d'examiner la relation entre six facteurs alimentaires – un régime végétarien et une consommation de pain complet, de céréales de son, de noix et de fruits séchés, de fruits frais et de salade crue – et la mortalité que l'on croyait peut-être associée à des facteurs alimentaires.

L'association la plus importante a été révélée en 1995, après un suivi de 17 ans, et établissait qu'une consommation quotidienne de salade crue était associée à une réduction de 26 % des décès dus à une cardiopathie ischémique (voir l'encadré à gauche), résultats légèrement supérieurs que pour la consommation de fruits frais (24 %).

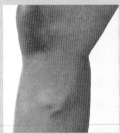

Les veines variqueuses importantes sont un facteur qui prédispose à développer un caillot sanguin.

LE SAVIEZ-VOUS ?

Un essai clinique a montré qu'un régime « méditerranéen » complété par de l'acide alpha-linoléique (contenu dans les graines et les noix) a considérablement réduit le risque d'événements coronariens récurrents chez des patients ayant une cardiopathie.

Le cas particulier du diabète

Le diabète est l'une des deux maladies chroniques les plus répandues sur la planète et plus de 10 millions d'Européens ont la maladie. Les femmes diabétiques courent un risque considérablement accru de développer une cardiopathie ischémique (voir l'encadré à la page 49).

Le diabète sucré est une affection caractérisée par une quantité trop élevée de glucose (sucre) dans le sang parce que l'organisme ne peut pas l'utiliser correctement.

Le glucose est produit par la digestion d'aliments féculents, comme le pain, le riz, les pommes de terre, les chapatis et les ignames, de même que de sucre et d'autres aliments sucrés. Il est aussi produit dans l'organisme par le foie.

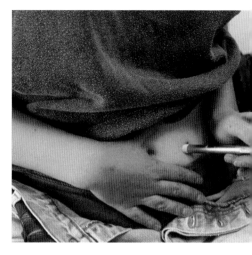

LES DEUX TYPES DE DIABÈTE

Il y a deux types de diabète :

- le diabète de type 1, aussi connu sous le nom de diabète insulinodépendant, apparaît généralement avant l'âge de 40 ans ;
- le diabète de type 2, aussi connu sous le nom de diabète non insulinodépendant, apparaît plus fréquemment chez la femme après la ménopause qu'avant la ménopause.

Le diabète de type 1 se développe si l'organisme est incapable de produire de l'insuline (l'hormone sécrétée par le pancréas) ; on le traite avec des injections d'insuline. Un changement

On traite le diabète de type 1 par des injections d'insuline. Mais vous pourriez ne pas avoir besoin d'injections si vous souffrez du diabète de type 2.

de régime alimentaire est essentiel. Le diabète de type 2 (qui apparaît tardivement, à mi-chemin du parcours de vie ou après) se développe lorsque l'organisme peut encore produire de l'insuline, mais en quantités insuffisantes, ou lorsque l'insuline qui est produite ne fonctionne pas adéquatement. On le traite soit par un régime alimentaire et des exercices, soit par un régime alimentaire, des exercices et des comprimés, soit encore par un régime alimentaire, des exercices et des injections d'insuline.

Le risque de mourir d'une maladie cardiovasculaire est cinq fois plus élevé chez les femmes âgées de 50 à 60 ans souffrant de diabète que chez celles du même âge n'ayant pas le diabète. La cardiopathie est une cause importante de morbidité et de mortalité chez les femmes en postménopause qui ont le diabète de type 2. En outre, l'étude Framingham (un projet de recherche à long terme lancé en 1948 sur la santé des Américains) a montré une augmentation au sextuple des mortalités soudaines causées par une cardiopathie chez les femmes diabétiques par rapport aux patients diabétiques masculins.

LE DIABÈTE ET L'OSTÉOPOROSE

Les femmes souffrant du diabète de type 1 ont une densité osseuse réduite que l'on peut constater après quelques années de traitement à l'insuline. On sait que l'insuline est importante pour la croissance de cellules osseuses et pour le métabolisme des minéraux, mais le mécanisme exact de l'ostéopénie du diabète n'est pas entièrement compris.

Les femmes souffrant du diabète de type 2 ont un remplacement osseux accru, mais une densité osseuse normale.

Si vous souffrez de diabète de type 2, d'autres membres de votre famille pourraient aussi être à risque, particulièrement :
- s'ils ont du surpoids,
- s'ils sont âgés de 40 à 75 ans,
- s'ils sont d'origine asiatique ou afrocaraïbéenne,
- s'ils ont des antécédents de diabète gestationnel (diabète de grossesse).

UN PROBLÈME DE POIDS

Les données d'une recherche portant sur plus de 44 000 personnes souffrant de diabète de type 2 ont été présentées lors d'une conférence médicale récente sur le diabète au Royaume-Uni. L'étude a révélé non seulement que les diabétiques ont un risque accru de complications sérieuses et de mort prématurée, mais que l'obésité aggrave la situation.

Non moins de 80 % des personnes atteintes de diabète de type 2 ont un surpoids au moment du diagnostic et cette obésité pourrait réduire leur espérance de vie de huit ans. Perdre du poids aide :
- à maintenir les niveaux de glycémie en réduisant la résistance de l'organisme à l'insuline ;
- à réduire les lipides sanguins comme le cholestérol ;
- à abaisser la pression artérielle ;
- à réduire le risque de cardiopathie et d'accident vasculaire cérébral.

Pour changer vos habitudes alimentaires

Il existe plusieurs façons d'opérer des changements rapides et efficaces dans votre régime alimentaire.
- Regardez dans votre assiette : vous pourriez avoir besoin de consommer une quantité moindre de nourriture et de modifier la taille de vos portions.
- Réduisez le gras. N'ajoutez pas d'huile ou de matières grasses pour griller, cuire ou pocher vos aliments ou pour les passer au four à micro-ondes. Optez pour des produits laitiers faibles en matières grasses, comme le lait écrémé ou partiellement écrémé, le

yogourt écrémé et les fromages allégés. Recherchez des produits et des gras à tartiner non salés afin de réduire votre apport en sel. Utilisez des huiles et des tartinades à taux élevé en gras monoinsaturé (huile d'olive, de colza, de noisette) ou en gras polyinsaturé (huile de tournesol, de carthame, de soja, de maïs ou de pépins de raisin).
- Mangez davantage de fruits et de légumes. Essayez de prendre au moins cinq portions de fruits et de légumes chaque jour. Réservez la plus grande part de votre assiette aux légumes ou à la salade.
- Ajoutez quelques féculents comme du pain, des pommes de terre, des chapatis, du riz, des céréales ou des pâtes à chaque repas. Les céréales entières, le pain et les autres produits de blé entier sont plus nourrissants que les versions aux farines ou aux grains blanchis.
- Ne sautez pas de repas pour perdre du poids. Prendre régulièrement ses repas aide à réguler l'appétit et à maintenir les taux de glycémie.
- Surveillez vos collations. Les fruits font une collation idéale et remplacent avantageusement les croustilles, les biscuits, le chocolat, les gâteaux et les pâtisseries.
- L'alcool contient beaucoup de calories et stimule l'appétit. Essayez de réduire votre consommation.

LA SANTÉ OFFERTE EN MAGASIN

L'augmentation des taux de glycémie réduit l'absorption de substances nutritives et augmente leur excrétion, d'où les indications de carence en magnésium, en zinc et en chrome chez les personnes souffrant de diabète.

Dans une étude récente menée au Royaume-Uni, 27 personnes souffrant de diabète de type 2 (régulé par un régime alimentaire et des comprimés) ont manifesté une vitalité accrue et une anxiété réduite après avoir pris quotidiennement des suppléments multi-nutriments.

Vivre sans inconfort avec le stress

Il est établi que des facteurs psychologiques – les situations stressantes, la dépression et l'isolement social – représentent des risques accrus de maladie cardiovasculaire (voir pages 44 à 49). Quelles que soient vos activités quotidiennes et quelles qu'en soient les circonstances, vous faites face au stress tous les jours. Il fait partie de la condition humaine et il est ressenti avant même la naissance, car un bébé peut démontrer les signes de détresse dans l'utérus même de sa mère.

Le stress est un catalyseur pour le changement, car il nous procure de l'excitation, de la stimulation et de la motivation. Mais il peut atteindre des niveaux dangereux qui peuvent nuire à notre santé. Nous devons tous apprendre des moyens efficaces de réduire les effets du stress, parce que :

- des niveaux élevés de stress émotionnel augmentent la sensibilité aux maladies ;
- le stress chronique aboutit à une répression du système immunitaire, ce qui en retour augmente notre sensibilité aux maladies ;
- le stress émotionnel réprime aussi notre système immunitaire et peut conduire à un déséquilibre hormonal.

Il serait rassurant si, au moins, les années de ménopause étaient des années de contentement où un rythme plus calme, moins frénétique, remplacerait le rythme oppressant des années passées. Trop souvent, cela n'arrive pas parce que nous laissons un sentiment d'impuissance prendre le dessus face aux demandes, besoins et attentes provenant des autres, comme conséquence de notre propre manque d'estime de soi.

En 20 ans de consultation, j'ai parlé avec des centaines de femmes dans la quarantaine inquiètes à propos des situations stressantes qu'elles vivaient. Une femme de 52 ans, Moira, décrivait son état comme étant «des montagnes russes de confusion» et ses mots trouvent écho chez bon nombre d'entre nous lorsque «les arbres nous empêchent de voir la forêt». Cela arrive lorsque nos vies sont si chargées que nous nous perdons littéralement de vue.

Certaines femmes constatent que leur cerveau est constamment en ébullition et que cela provoque des effets de contrecoup qui les déstabilisent. Quotidiennement, la vie est ponctuée de comportements irréguliers qui perturbent le fonctionnement normal tant sur les plans physique que mental et spirituel. Si cette description fait vibrer une corde sensible en vous, vous devez savoir que vous pouvez améliorer votre situation. D'abord, vous devez vous réserver chaque jour une demi-heure tranquille, sans interruption, au cours de laquelle vous pourrez :

- établir où vous vous situez maintenant,
- soupeser toutes les options possibles,
- réfléchir à la manière de gérer votre stress ou, mieux, de l'éliminer de votre vie.

> *J'avais 48 ans et j'en étais arrivée à un carrefour dans ma vie : j'avais travaillé à temps partiel comme agent immobilier pour aider mes filles dans leurs études universitaires et je voulais maintenant faire quelque chose de différent. J'avais fait du yoga pendant 20 ans et on m'avait encouragée à aller donner un cours aux Bahamas. Ç'a été très dur, mais j'ai tenu le coup et maintenant j'enseigne à trois classes par semaine, en plus d'une classe au club de golf local et des cours privés que je donne au domicile des clients. Mon rêve est d'avoir un restaurant d'aliments naturels avec un centre de yoga juste au-dessus qui propose des médecines parallèles.*
>
> *Enfin, j'ai un travail qui est tout simplement un moyen et une fin – j'aime vraiment les avantages que je retire du yoga et j'adore transmettre ces avantages aux autres.*
>
> **JANET (Londres)**

DU CHAOS À LA CLARTÉ

Première étape

Munissez-vous d'une grande tablette à écrire et d'un stylo. Divisez grossièrement une feuille en quatre sections et écrivez les phrases suivantes en haut de chaque section.

- Où suis-je maintenant?
- Où voudrais-je me trouver?
- Comment vais-je m'y rendre?
- Qu'est-ce qui m'en empêche?

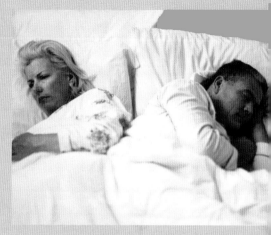

Remplissez les sections avec les mots et les pensées qui vous viennent immédiatement à l'esprit – cela devrait vous demander cinq ou six minutes.

En vous concentrant sur ce qui se passe ici et maintenant, vous vous positionnez au centre de l'échiquier plutôt que de vous mettre dans une situation stressante. Peut-être vous étiez-vous quelque peu égarée dans un ensemble particulier de circonstances et n'aviez qu'une vague idée de ce que vous vouliez, de ce qui vous inspirait confiance. Maintenant, votre effort de concentration fera ressurgir des désirs et des espoirs secrets et dévoilera aussi l'expression de certains sentiments malheureux.

Ce n'est peut-être pas encore d'une grande limpidité, mais certains mots et expressions peuvent stimuler la pensée, à tel point que vous vous trouverez en train de griffonner d'autres mots et d'autres pensées sur une autre feuille. Vous avez maintenant commencé le processus qui vous fera voir vos propres «montagnes russes» dans une perspective nouvelle.

Deuxième étape

La première étape peut avoir remué toutes sortes d'émotions en vous. Aussi, vous ne devriez entreprendre l'étape suivante que lorsque vous vous en sentirez prête. Relisez tout ce que vous avez écrit et surlignez les questions stressantes qui ont besoin d'une attention spéciale.

L'intimité sexuelle peut être affectée durant la période de transition qu'est la ménopause; vous aurez besoin de patience et de bonne volonté pour rétablir cette intimité.

Regroupez-les sous les titres suivants:

- Mes relations personnelles
- Mon travail à l'extérieur de la maison

Choisissez l'un des titres et:

- explorez vos options,
- écrivez les possibilités qui amèneront un changement, même si quelques-unes semblent sortir de loin,
- formulez votre plan d'action.

Si vous n'êtes pas sûre du meilleur chemin à suivre, une rencontre avec un conseiller pourrait vous aider à dissiper certaines incertitudes.

Il pourrait vous être profitable d'inclure dans vos habitudes de vie une ou plusieurs des activités et thérapies dont nous parlons aux pages 56 à 89. Commencez par apprendre à vous détendre comme il faut en faisant les exercices proposés aux pages 72 et 73.

3

Des solutions de remplacement naturelles

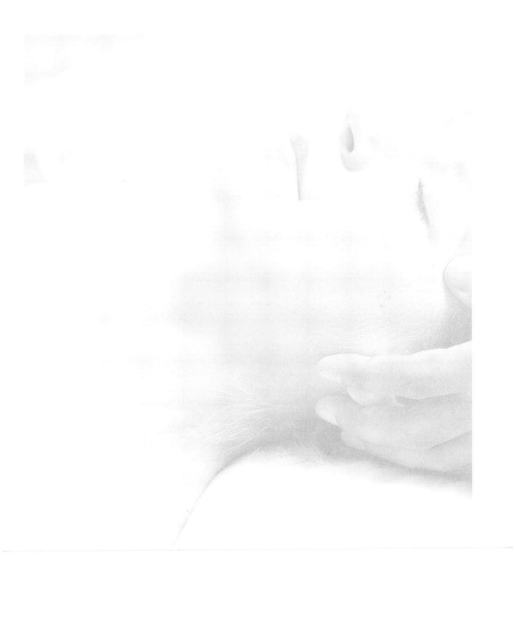

Des solutions de rechange à considérer

Les femmes se tournent de plus en plus vers des remèdes naturels et des thérapies complémentaires pour soulager leurs symptômes de ménopause. L'hormonothérapie de remplacement (l'HTR) est le principal traitement médical des symptômes de ménopause et, quoique l'HTR fonctionne bien chez certaines femmes, elle peut causer des effets secondaires incommodants chez d'autres. Il se peut même que votre médecin vous dise que l'HTR ne vous convient pas en raison de vos antécédents familiaux – s'il y a eu des cas de cancer du sein dans votre famille.

Ou peut-être estimez-vous que toute interférence chimique dans cette étape transitoire de votre vie est une manière de «médicaliser» un processus normal. Plutôt que de traiter vos symptômes de ménopause avec des médicaments, vous souhaitez explorer des solutions holistiques.

Quelles que soient vos raisons d'opter pour des thérapies complémentaires, vous constaterez qu'il en existe un vaste choix. Ce chapitre vous présente une vue d'ensemble des thérapies les plus utiles dans le traitement des symptômes de la ménopause. Certaines thérapies telles que la relaxation et le yoga sont des techniques que l'on applique soi-même, alors que d'autres telles que l'acupuncture et la réflexologie exigent une consultation avec un praticien.

Les choix de remplacement naturels

Tous les jours, des milliers de personnes ont recours à des acupuncteurs, des chiropraticiens, des ostéopathes, des herboristes et des homéopathes, aussi bien qu'à des praticiens de thérapies telles que la réflexologie et l'aromathérapie. Pourquoi y aurait-il un tel intérêt pour la médecine complémentaire, étant donné les avancées extraordinaires de la médecine moderne? On ne peut pas nier les nombreux avantages qu'il y a à appliquer les principes de la médecine scientifique : on peut soigner la plupart des infections bactériennes, on a éradiqué la variole, la polio ne représente plus un problème majeur de santé

publique, du moins dans les pays occidentaux. Presque chaque semaine, les médias rapportent avec enthousiasme de nouvelles prouesses médicales, que ce soit dans le domaine de la fécondation in-vitro et des bébés-éprouvettes, du remplacement de la hanche, du genou et même du bras, ou du traitement de nombreux cancers et de la thérapie génique.

Cependant, il faut reconnaître que la plupart de ces avancées sont bien loin du quotidien de monsieur et de madame Tout-le-monde. La vie des femmes est souvent affectée par des problèmes liés aux menstruations, et qui peuvent se manifester par de la dépression, des maux de tête, des maux de dos, de la rétention d'eau et le syndrome prémenstruel (SPM). Une consultation d'une durée moyenne de six minutes avec un médecin stressé a bien des chances de déboucher sur une ordonnance d'antidépresseurs, d'analgésiques, de tranquili-

Augmenter l'intensité de vos exercices physiques est une façon naturelle de combattre le stress et l'anxiété et vous aide à vous sentir plus détendue.

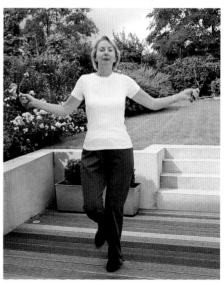

sants ou de somnifères. Certains de ces médicaments peuvent aider à court terme, mais
plusieurs ne règlent aucun problème et ont un
potentiel de risque d'accoutumance et d'effets
secondaires. C'est pourquoi il est très peu probable qu'une thérapie telle que l'HTR puisse
offrir une panacée aux femmes qui subissent
les «changements» s'opérant en elles à la fin
de leurs années de fécondité.

Le fait que les médecins ne peuvent pas
garantir la sécurité totale des médicaments
prescrits a été tristement exemplifié par la tra-
gédie de la thalidomide vers la fin des années
50, alors que des milliers de femmes à qui l'on
avait prescrit un médicament pour empêcher
les nausées matinales durant leur grossesse ont
donné naissance à des enfants présentant des
malformations graves des membres. De même,
les prescriptions des médicaments tels que le
valium ont entraîné chez leurs utilisateurs des
problèmes à long terme. La médecine a également flairé le vent de changement alors qu'un
climat de responsabilisation commence à s'im-
poser. Bon nombre de patients sont beaucoup
plus avisés qu'auparavant en matière de santé,
que ce soit parce qu'ils soignent un traumatisme médical ou en raison de l'accès facile à
l'information grâce à Internet. La suspicion à
l'égard des médicaments et la désillusion face à
la médecine moderne ont constitué un terreau
fertile pour les médecines complémentaires.

Pendant des années, la communauté médicale a accueilli plutôt froidement les médecines
complémentaires – et non sans raison. Après
tout, il fut un temps où, dans beaucoup d'endroits, n'importe qui pouvait louer un local,
acheter un divan en cuir, accrocher à la porte
une rutilante plaque de cuivre affichant son titre
avec d'impressionnantes lettres gravées – et le
tour était joué! Notre homme était en affaires.
Ces médecines pouvaient représenter un véritable risque pour la santé de certains patients.
Mais comment ceux-ci pouvaient-ils le savoir?

La reconnaissance de l'existence du problème
a par la suite mené beaucoup de praticiens à
mettre de l'ordre dans leur entreprise: les règlements, les codes d'éthique et de compétence,
de même que les processus de validation forment maintenant des repères pour la confiance

TROUVER UN PRATICIEN

Le bouche à oreille est une façon de trouver un
praticien de médecines complémentaires ; parlez
à des personnes qui ont essayé des thérapies
non conventionnelles et demandez-leur ce
qu'elles pensent du traitement qu'elles ont reçu.

Aujourd'hui, les praticiens de réputation affi-
chent leur appartenance à des associations
professionnelles dans leur publicité ; vous
devriez toujours vérifier cette information
avant de prendre un rendez-vous pour une
consultation.

du public et ont préparé le terrain à une collabo-
ration accrue entre ces pratiques parallèles et
les professions médicales conventionnelles.

Aux États-Unis, un centre national des
médecines douces et complémentaires (le
NCCAM) a été fondé en 1998 pour explorer ces
pratiques dans un contexte scientifique rigou-
reux afin de former des chercheurs en médecine douce et complémentaire et d'informer le
public et les professionnels de la santé sur ces
solutions de remplacement. En mars 2002, une
commission de la Maison Blanche a émis un
rapport faisant la promotion d'une utilisation
élargie de médecines complémentaires. Ce
rapport, dont la préparation s'est échelonnée
sur près de deux ans, concluait qu'il fallait
intensifier les recherches dans le domaine des
thérapies de remplacement. Le budget des
États-Unis pour l'année 2003 réservait plus de
100 millions de dollars à cette fin. Cependant,
les chercheurs doivent encore malheureusement fournir la preuve que les symptômes de
la ménopause peuvent être traités par les
médecines complémentaires.

C'est sans doute un peu étonnant, compte
tenu du fait qu'une étude menée en 1997 par
la North American Menopause Society rappor-
tait que 30% des femmes ont recours à l'acupuncture et prennent des œstrogènes naturels, des suppléments aux herbes et des phytoestrogènes pour soulager leurs symptômes.

L'acupuncture

L'utilisation de l'acupuncture a capté pour la première fois l'imagination occidentale vers 1958, alors qu'elle a été reconnue pour son efficacité dans le soulagement de la douleur, principalement dans les soins postopératoires. Plus tard, on l'a présentée comme une solution de rechange à l'anesthésie pendant les opérations, d'abord pour des interventions mineures telles que l'extraction d'une dent, et plus tard pour des opérations importantes aux membres et à l'abdomen.

Cette utilisation spectaculaire de l'acupuncture a malheureusement répandu de fausses idées à son sujet, car cette technique est

L'acupuncteur insère des aiguilles fines et stériles dans la peau à des points appropriés. Il les y laissera un bref instant ou pendant environ une demi-heure, selon l'état général du patient.

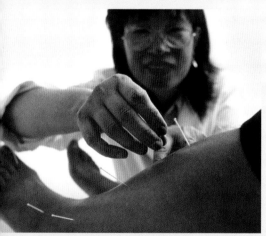

LE SOULAGEMENT DE LA DOULEUR

La légende raconte que l'acupuncture fut découverte par un soldat atteint d'une flèche qui, lorsqu'il reçut une deuxième flèche, se rendit compte que cette dernière soulageait la douleur causée par la première.

avant tout un moyen de prévention – pour les Chinois, un homme malade qui visite un acupuncteur est comparable à un homme assoiffé qui creuse un puits.

L'acupuncture est née en Chine, où elle a été largement utilisée ; elle est intimement liée au développement de la médecine chinoise en général. La théorie de la médecine chinoise est issue d'une ère de spéculations philosophiques et d'intenses considérations sur la nature de la vie, par de grands penseurs comme Confucius. Les quatre méthodes de diagnostic de l'acupuncture – observer, écouter/sentir, interroger, palper – demeurent toujours les pierres angulaires du traitement d'acupuncture moderne, comme elles l'étaient vers l'an 200 av. J.-C., lorsqu'un médecin chinois, Bia Que, extirpa un prince de son coma grâce à l'acupuncture.

L'idée que le corps est capable d'autoguérison est le point le plus important dans le concept de l'acupuncture ; l'organisme est doté d'un ensemble auto-correcteur, un réseau d'énergies en corrélation et en interaction réciproque. La distribution égale et le flux équilibré de ces énergies entretiennent la santé, et toute interruption, épuisement ou stagnation de cet équilibre mène à la maladie. Quand cela arrive, l'acupuncture amplifie les processus naturels de guérison et aide l'organisme à se corriger en réalignant ou redirigeant les énergies, que les Chinois appellent le Qi (prononcé «tchi»).

Qu'est-ce que le Qi ? On le traduit souvent par le souffle, la force physique, la vitalité – ou simplement par ce qui nous maintient en vie. Pas de Qi, pas de vie. Les personnes fortes et énergiques possèdent beaucoup de Qi ; les personnes fatiguées et dépressives manquent de Qi.

S'appuyant sur la notion de Qi, l'acupuncture reconnaît un système subtil d'énergies par lequel les Qi circulent dans l'organisme à travers un réseau de canaux et de «méridiens». Les points d'acupuncture se situent le long de ces méridiens et lorsque l'aiguille d'acupuncture est insérée, les Qi sont affectés. D'une certaine manière, la circulation des Qi est semblable à la circulation dans le système sanguin et dans le système nerveux, bien qu'elle soit invisible pour les yeux. Accepter le concept selon lequel l'organisme constitue un tout vibratoire et énergétique mène à une nouvelle approche en matière de santé, car ce concept réunit tous les signes et symptômes d'une mauvaise condition de santé pour former «un profil de disharmonie», qui inclut aussi bien l'état mental et émotionnel que les troubles physiques.

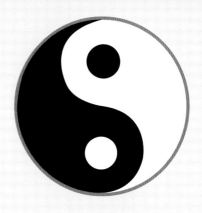

LE YIN ET LE YANG

L'idée d'harmonie et d'équilibre forme la base du concept du «yin» et du «yang». La croyance selon laquelle chaque individu est soumis aux forces opposées mais complémentaires du yin et du yang est au centre de la pensée de tous les Chinois, qui croient que ces forces affectent tout dans l'univers.

Traditionnellement, le yin est sombre, passif, féminin, froid et négatif, tandis que le yang est léger, actif, masculin, chaud et positif. Nous pourrions dire, en quelque sorte, qu'il y a deux côtés à tout, l'un heureux l'autre triste, l'un fatigué l'autre énergique.

Le symbole du tai-chi ci-dessus illustre la manière dont le yin et le yang sont imbriqués l'un dans l'autre, le yin contenant toujours un peu de yang et le yang contenant toujours un peu de yin. Le corps, l'esprit et les émotions sont tous soumis à ces influences : lorsque les deux forces opposées sont en équilibre, nous nous sentons bien, mais si une force domine l'autre, un déséquilibre survient, qui peut entraîner une mauvaise condition de santé. Un des buts principaux de l'acupuncteur sera de rétablir et de maintenir votre équilibre de yin et de yang.

Comme vous pouvez le voir, l'acupuncture n'est pas une médecine qui s'exerce dans l'isolement. On devrait la voir comme une méthode de traitement à l'intérieur d'un système complet qui offre une autre perspective sur la santé, différente de celle de la médecine occidentale. L'idée de traiter les maux de tête d'une patiente dans un service médical, ses douleurs menstruelles dans un autre et son

Le symbole du tai-chi illustre comment le yin et le yang sont opposés mais inséparables.

> " À 46 ans, mes règles sont soudainement devenues plus abondantes et j'avais des saignements intermenstruels. Le médecin a diagnostiqué un fibrome et m'a recommandé l'hystérectomie. J'étais horrifiée et j'ai voulu voir un acupuncteur – par chance, des thérapeutes de médecines complémentaires étaient installés dans le même immeuble que mon médecin ; je n'ai eu qu'à descendre un étage et à prendre un rendez-vous.
>
> Les saignements intermenstruels ont cessé après deux traitements d'acupuncture et mes règles se sont normalisées pendant environ 18 mois. Puis les saignements intermenstruels ont recommencé et de nouveaux traitements ont soulagé 90 % de ces symptômes. C'est alors que je me suis rendu compte que j'étais en ménopause. J'ai donc poursuivi les séances d'acupuncture pendant une autre année, au cours de laquelle mes règles ont complètement cessé.
>
> **CAROLINE (Somerset)** "

insomnie dans un troisième semblerait extraordinaire à un acupuncteur, puisque celui-ci croit que tous ces maux ont une racine commune.

De nos jours, une branche occidentalisée de l'acupuncture rejette l'existence de canaux ou de «méridiens» ; ces praticiens croient que

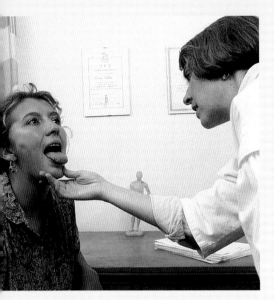

Votre langue peut révéler beaucoup de choses sur la santé de vos organes.

METTRE LE DOIGT SUR LE PROBLÈME

Au cours de votre première consultation avec un acupuncteur, le praticien vous posera des questions pour connaître en détail votre condition de santé générale. Ces questions peuvent concerner vos sensations et symptômes physiques, émotionnels et énergétiques et, bien que certaines questions puissent sembler n'avoir aucun rapport, toutes peuvent aider l'acupuncteur à se forger une image plus complète de votre état de santé.

Le praticien vous demandera aussi de voir votre langue. L'examen de la langue est une source très importante d'informations pour l'acupuncteur : la forme, la couleur, la surface et la texture des diverses parties de votre langue révèlent des informations sur l'état de vos organes. Une langue en santé devrait être de couleur rougeâtre et être peu ou non pâteuse ; elle ne devrait pas apparaître gonflée ou contractée, ne devrait pas présenter de craquelures sur la surface ou de «morsures de dents» le long de ses côtés.

Pendant la consultation, vos antécédents médicaux complets seront notés. Les autres questions importantes portent sur :

- l'alimentation,
- la qualité du sommeil,
- les sensations de chaleur et de froid, la transpiration ; quand ces sensations surviennent-elles ? (le jour ou la nuit),
- les maux de tête – quand surviennent-ils ? – quelle partie de la tête affectent-ils ?,
- les urines et les selles, y compris la fréquence des mictions et toute tendance à la constipation ou à la diarrhée.

Si vous consultez un acupuncteur pour traiter des problèmes liés à la ménopause, il vous interrogera sur votre cycle menstruel et sur les symptômes que vous éprouvez. On vous demandera de retirer vos vêtements, sauf vos sous-vêtements, afin que l'acupuncteur puisse examiner les parties douloureuses de votre corps, évaluer vos zones de chaleur, de froid, de transpiration, juger de la qualité de votre

l'acupuncture agit par le système nerveux et que l'on peut, en principe, expliquer ses effets d'un point de vue anatomique et physiologique.

Vous devrez décider si vous voulez consulter un praticien agissant en dilettante (quelqu'un qui peut n'avoir aucune formation professionnelle et ne posséder aucune qualification universitaire reconnue) ou un médecin entièrement qualifié, qui a reçu une formation médicale classique et une formation supplémentaire en acupuncture. Les deux types de praticiens sont nombreux à offrir leurs services.

APPROUVÉE PAR LE MILIEU MÉDICAL

L'acupuncture a obtenu l'assentiment de la British Medical Association lorsque des chercheurs ont recommandé en l'an 2000, à la suite d'une étude de deux ans portant sur l'efficacité de l'acupuncture, d'en élargir l'accessibilité aux patients recevant des services du système de santé du Royaume-Uni.

tonus cutané. Il touchera certains points d'acupuncture spécifiques pour vérifier la présence de douleur, particulièrement des points de votre abdomen et de chaque côté de votre colonne.

Vous aurez peut-être la surprise de constater que l'acupuncteur prend votre pouls aux deux poignets et dans trois positions, avec l'index, le majeur et l'annulaire. Les acupuncteurs soutiennent qu'ils peuvent évaluer l'équilibre de vos énergies par ces trois positions et trouver ainsi la clé de votre état intérieur. On prendra encore votre pouls par intervalles durant votre traitement pour enregistrer les changements énergétiques.

Une fois qu'il aura rassemblé toutes ces informations, l'acupuncteur formulera pour vous un traitement approprié. Le choix des points d'acupuncture diffère d'un patient à un autre. Certains points peuvent être utilisés de manière répétitive jusqu'à ce que le déséquilibre soit corrigé.

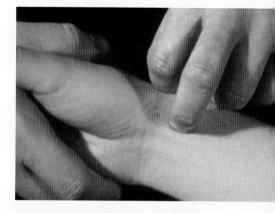

La prise du pouls sur chaque poignet est une partie très importante de l'examen d'un acupuncteur.

LE TRAITEMENT

L'acupuncture stimule le fin réseau de nerfs dans la peau et stimule parfois les nerfs dans des couches plus profondes de tissus. Ceux-ci à leur tour affectent le système nerveux central, bloquant la douleur et modifiant le contrôle du système nerveux sur d'autres organes du corps. Certains patients démontrent une très faible sensibilité aux aiguilles et ne sentent rien lorsque celles-ci sont insérées. Il faut néanmoins savoir que certaines personnes manifestent une grande sensibilité dans des zones précises ou sur des méridiens particuliers. En général, cependant, le traitement ne devrait pas être douloureux et lorsque la sensation des aiguilles se manifeste, elle ne devrait durer tout au plus que quelques secondes. Elle est habituellement décrite comme une impression de picotement ou d'engourdissement irradiant autour de l'aiguille.

Le traitement peut avoir lieu une fois par semaine au début, ensuite à intervalles plus espacés, selon votre réponse générale – qui dépend de vous et de votre «profil de disharmonie». Il est manifestement faux de prétendre que les résultats de l'acupuncture sont des vues de l'esprit. Après tout, des traitements ont été administrés avec succès à de très petits enfants et à des animaux. Il est très peu probable qu'un chirurgien vétérinaire réussisse à hypnotiser une vache pour la soigner!

L'INNOCUITÉ D'ABORD

Avant de suivre tout traitement, vous devriez vous informer sur les procédures de stérilisation en vigueur à la clinique. Au Royaume-Uni et dans beaucoup d'autres pays, tous les acupuncteurs enregistrés sont tenus par la loi de stériliser leurs aiguilles. On peut également utiliser des aiguilles jetables, ce qui coûte évidemment plus cher.

LE SAVIEZ-VOUS?

Les symptômes de ménopause d'un peu plus de 50% de quelque 300 femmes ont disparu lorsque celles-ci furent traitées à l'acupuncture dans un grand hôpital de Tianjin, en Chine, en 1998.

La médecine chinoise traditionnelle

Outre l'acupuncture, la médecine chinoise traditionnelle inclut la phytothérapie, des conseils en matière d'alimentation, de massage ou d'exercices, de même que des recommandations sur les habitudes de vie. Il semblerait que les herbes médicinales chinoises seraient plus efficaces lorsqu'elles sont utilisées en conjonction avec d'autres éléments de la médecine traditionnelle chinoise.

En raison du point de vue holistique de la médecine chinoise sur le corps et sur l'esprit, une solution de médecine chinoise est conçue en fonction des besoins individuels de chaque patient. Par exemple, cinq femmes venues en clinique pour des bouffées de chaleur auront une variété de sensations et de symptômes qui seront tous différents pour les unes et pour les autres. Aussi, chaque femme recevra un programme de traitement établi individuellement, avec des herbes différentes, des thérapies d'acupuncture différentes et des suggestions différentes sur les changements à apporter à leurs habitudes de vie.

Selon la médecine chinoise traditionnelle, l'aspect clinique des bouffées de chaleur illustre une détérioration du yin dans le foie, une faiblesse dans le sang au niveau du cœur et un épuisement de l'eau dans les reins. La déficience en eau est contrebalancée par un sur-plus de feu, lequel met en danger le contrôle du yin sur le foie et déclenche son yang. Il existe deux mécanismes pathologiques :

- L'effet combiné de la déficience dans les reins, de l'hyperactivité dans le foie et de l'embrasement des feux du cœur entraîne des palpitations, de l'insomnie et des étourdissements.
- Le déséquilibre entre la rate et le foie se manifeste par de la dépression émotionnelle, de l'irritabilité, des accès de colère et une sensation d'oppression dans la poitrine.

Les herbes médicinales ne sont qu'un volet de la médecine chinoise.

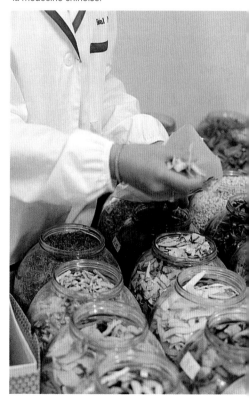

DES PREUVES CONTRADICTOIRES

La phytothérapie est utilisée depuis des siècles en Chine pour traiter les symptômes de la ménopause et certains essais cliniques ont démontré qu'elle est très efficace.

Cependant, un essai comparatif avec placebo, au cours duquel des herbes médicinales chinoises ont été utilisées pour traiter 55 Australiennes en ménopause (1998-1999), a révélé que ces herbes n'avaient pas plus d'efficacité que le placebo pour réduire les bouffées de chaleur et les sueurs nocturnes.

LE TAI-CHI

Le tai-chi-chuan, aussi connu sous le nom de tai-chi, est un régime de mise en forme qui a été élaboré spécialement pour faciliter le flux de Qi (l'énergie vitale) dans le corps.

Par des mouvements lents et gracieux, le tai-chi augmente la force et la tonalité musculaire, améliore l'amplitude et la flexibilité des mouvements et rétablit l'équilibre et la coordination. Les praticiens de la médecine chinoise traditionnelle croient que, même si les mouvements de tai-chi ont peu d'effet et sont de faible intensité, ils ont le pouvoir de briser le blocage du Qi dans le corps et de rétablir le courant de cette force vitale.

Tous les mouvements de tai-chi sont des paires en opposition: par exemple la gauche et la droite, la poussée et le relâchement. Ils reflètent la tentative d'harmoniser les deux forces opposées du yin et du yang (voir page 59).

Le tai-chi est une forme de méditation en mouvement dans laquelle des gestes précis et la maîtrise de la respiration sont en synchronisme afin de permettre à celui qui le pratique de répandre un flux d'énergie dans son corps et autour de son corps. Ses mouvements de pas, de transfert de poids et de rotation ont été comparés à ceux du yoga et du ballet.

Les effets bénéfiques du tai-chi sont semblables à ceux des exercices d'aérobie occidentale, mais sans pression ni tension. Le tai-chi se pratique depuis des siècles en Chine. Aujourd'hui, partout dans le monde, on voit des gens pratiquer cette ancienne discipline dans les parcs, dans des centres communautaires et dans des clubs de santé.

Comment le tai-chi peut aider durant la ménopause

Le tai-chi comporte une variété d'avantages physiques et psychologiques: il améliore la fonction cognitive, abaisse les niveaux d'anxiété, de dépression, de stress et de tension musculaire, en plus d'améliorer la circulation, d'augmenter l'énergie et de rehausser le sentiment de bien-être.

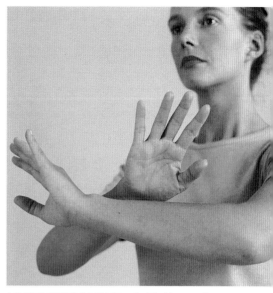

Les mouvements harmonieux du tai-chi peuvent avoir un effet positif sur votre bien-être physique et psychologique.

LE SAVIEZ-VOUS ?

Selon la légende, les mouvements du tai-chi auraient été inspirés de ceux d'un serpent. L'histoire raconte qu'un maître des arts martiaux en a eu l'idée en observant les mouvements d'un serpent et d'une grue lors d'une danse mortelle d'attaque et de dérobade. La manière gracieuse et maîtrisée dont le serpent s'esquivait et contre-attaquait devint la base de la gestuelle du tai-chi.

La phytothérapie

Les plantes ont certainement été les premières sources de remèdes. L'utilisation des herbes pour guérir les maladies est inhérente à toutes les cultures depuis des temps immémoriaux. Aujourd'hui, l'utilisation des herbes pour nourrir et soigner le corps constitue une thérapie complémentaire florissante. On peut se procurer des remèdes à base de plantes médicinales dans les magasins d'aliments naturels, dans les pharmacies ou par Internet. On peut aussi consulter un herboriste médical pleinement qualifié.

Dans toutes les communautés rurales depuis la préhistoire, il y a eu des individus spécialisés dans l'art d'utiliser les plantes aux propriétés curatives. Leur science s'est transmise de génération en génération, ce qui a amené à l'accumulation d'une immense quantité d'informations sur la valeur médicinale des plantes. Bien que les médecines à base d'herbes aient été mises de côté au cours du XIXe et du XXe siècle, il y a eu un intérêt nouveau pour la phytothérapie à la fin du dernier siècle. Les personnes qui ne sont pas à l'aise avec l'utilisation de médicaments à grande échelle et qui en craignent les effets secondaires apprécient souvent les aspects naturels et holistiques de la phytothérapie.

Beaucoup d'herbes différentes entrent dans la composition des préparations complexes qui sont le pivot de la phytothérapie.

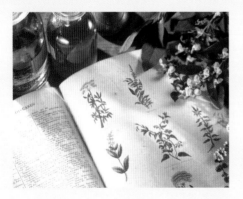

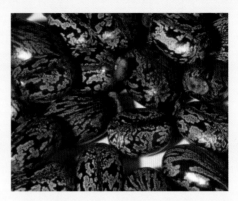

Les graines de ricin sont utilisées pour leurs propriétés purgatives depuis des centaines d'années.

> ❝ J'ai consulté un médecin privé l'automne dernier, cherchant désespérément une façon de surmonter mes bouffées de chaleur; les remèdes qu'elle m'a prescrits ont été étonnamment efficaces. Je prends des gouttes de Menosan, une teinture à base de sauge, trois fois par jour, en plus d'un comprimé de trèfle rouge une fois par jour. Ces suppléments et une crème ont atténué les quelques autres malaises qui se sont présentés ou qui avaient empiré au cours des deux ou trois dernières années.
>
> LINDA (Londres) ❞

LA CONSULTATION

L'herboriste vous examinera minutieusement et notera les détails de vos antécédents médicaux et de vos habitudes alimentaires. Il vérifiera votre tension artérielle et évaluera l'équilibre général des systèmes de votre organisme – musculosquelettique, nerveux, cardiovasculaire, digestif, génito-urinaire et endocrinien – pour découvrir les disharmonies et prédispositions sous-jacentes.

C'est votre personne tout entière qui sera traitée et non simplement la maladie. Par conséquent, des remèdes tout à fait différents peuvent être prescrits à deux

LES HERBES COMMUNÉMENT UTILISÉES POUR LES SYMPTÔMES DE PÉRIMÉNOPAUSE ET DE MÉNOPAUSE

Nom de l'herbe	Pour soulager	Recommandations
La mélisse	la tension, les réactions au stress et la dépression	une teinture de 2 à 6 ml, 3 fois par jour, ou 2 à 3 cuillerées à thé d'herbes séchées trempées dans une tasse d'eau bouillante, 2 fois par jour
L'herbe de Saint-Christophe	les bouffées de chaleur, l'anxiété et la dépression	40 à 200 mg par jour – ne pas prendre pendant plus de six mois
Les baies du gattilier	les bouffées de chaleur	préparées sous forme de teinture, les baies du gattilier fournissent une dose quotidienne moyenne équivalant à 20 mg de fruits crus ou à 30 à 40 mg de fruits en décoction
Le ginkgo	les troubles de mémoire, les sautes d'humeur, l'anxiété et le manque de concentration	une dose quotidienne de 120 à 160 mg d'extrait de feuilles de ginkgo standardisé
Le ginseng	la fatigue, le manque d'énergie au travail et le manque de concentration	une capsule de 500 mg, de 3 à 6 fois par jour – ne pas prendre pendant plus de trois mois
L'herbe de Saint-Jean	la dépression	capsule de 2 à 4 g de millepertuis, 1 ou 2 fois par jour ; on peut faire tremper l'équivalent dans une tasse d'eau bouillante pendant 10 minutes pour obtenir une quantité similaire
La valériane	l'insomnie et la tension	on recommande 2 ou 3 g, 1 à 3 fois par jour, dans un régime anxiolytique

personnes souffrant apparemment des mêmes maux.

Il est peu probable que vous ayez besoin de fréquentes consultations, à moins que votre condition ne nécessite un suivi et des examens réguliers. Il vous suffit de téléphoner à votre herboriste lorsque vous avez besoin de nouvelles préparations et lorsque vous souhaitez faire des ajustements à vos préparations, si nécessaire.

De nombreux patients notent une amélioration mesurable de leur état de santé au cours du premier mois de traitement. Cependant, un ou deux mois de traitement pour chaque année de maladie peuvent être nécessaires si votre état est chronique.

L'INNOCUITÉ

Il existe une idée fausse et persistante selon laquelle les médicaments à base d'herbes sont totalement sécuritaires et sans effets secondaires. Cette croyance est bien loin de la vérité – après tout, de nombreuses plantes utilisées dans la fabrication de ces préparations sont reconnues pour être vénéneuses. En vertu de la loi sur les médicaments votée en 1968 au Royaume-Uni, il est permis aux praticiens de la phytothérapie d'utiliser quelques plantes vénéneuses, telles que l'aconit, la belladone, la mandragore, la ciguë et la bryone blanche jusqu'à des dosages maximaux établis, mais ces préparations ne peuvent pas être offertes en vente libre. Des règlements semblables sont appliqués dans d'autres pays.

LES FORMES DE PRÉPARATIONS AUX HERBES

Préparation	Description
Les herbes en vrac	Crues, séchées, conservées dans des bocaux ou des récipients métalliques ; utilisées en tisanes, teintures ; réduites en poudre pour être mises en capsules, en comprimés
Les huiles	Pour usage externe seulement, certaines sont mortelles si elles sont ingérées ; utilisées en aromathérapie
Les comprimés, les capsules	Se conservent et se transportent facilement
Les thés	sont extraits par de l'eau bouillante, ils sont de trois types : les boissons et les thés – herbes infusées pendant 1 ou 2 minutes les infusions – herbes infusées pendant 10 à 20 minutes les décoctions – le matériel végétal mijote dans l'eau bouillante pendant 10 à 20 minutes
Les teintures	sont extraites par de l'alcool ; hautement concentrées ; se vendent en petits flacons avec bouchons compte-gouttes ; on en utilise généralement quelques gouttes seulement

En 1978, l'Allemagne a mis sur pied la Commission E chargée de vérifier la sécurité et l'utilisation de plus de 1400 remèdes à base d'herbes. Les sept herbes figurant dans le tableau de la page 65 furent considérées par la Commission E comme étant efficaces et sécuritaires pour traiter un problème (ou plus) lié à la ménopause ou à la périménopause.

Seulement en Allemagne, 10 millions d'ordonnances de ginkgo ont été rédigées par plus de 10 000 médecins.

LES PRÉPARATIONS AUX HERBES

Les herbes médicinales se présentent sous une variété de formes ; certaines sont prêtes à être utilisées, d'autres nécessitent une préparation.

De nombreuses personnes choisissent d'acheter des préparations toutes faites, mais d'autres préfèrent acheter les ingrédients de base et créer leurs propres mélanges. Réduire les herbes de la grosseur appropriée a toujours été la partie de la préparation la plus difficile à faire ; cela demande des heures de tra-

LES PRÉOCCUPATIONS CONCERNANT L'INNOCUITÉ

Les inquiétudes concernant l'innocuité, l'efficacité et la qualité des remèdes à base de plantes médicinales peuvent être dissipées en grande partie à la suite de la directive de l'Union européenne sur les phytothérapies, en vigueur depuis la fin de 2002, qui exige que les manufacturiers enregistrent leurs ingrédients non homologués et fabriquent leurs produits conformément aux bonnes pratiques manufacturières en matière pharmaceutique.

L'HERBE DE SAINT-CHRISTOPHE

À l'heure actuelle, le remède à base d'herbes le plus efficace pour traiter les symptômes de la ménopause est l'extrait de l'herbe de Saint-Christophe, le Remifemin (connu sous le nom de RemiFemin aux États-Unis), qui a été soumis à deux essais cliniques. Le profil d'innocuité est positif et affiche une faible toxicité, peu ou pas d'effets secondaires et une bonne tolérance. Le Remifemin est utilisé en Allemagne depuis les années 50.

vail au mortier et au pilon. Cependant, de nos jours, un mélangeur culinaire exécute ces tâches de manière tout à fait adéquate.

On ajoute généralement aux herbes de l'eau ou un mélange d'eau et d'alcool éthylique. On utilise parfois de l'acide acétique (vinaigre), du glycérol (ou de la glycérine) et des huiles de graines. On choisira le liquide le plus apte à dissoudre les ingrédients actifs nécessaires. Les matières ligneuses telles que l'écorce et les racines doivent infuser dans de l'eau chaude pendant un certain temps.

Comme il s'agit de produits naturels, le degré de force des préparations à base d'herbes varie beaucoup. La qualité des ingrédients actifs différera grandement d'un produit à un autre. La matière première variera selon le climat et les conditions dans lesquelles les plantes sont cultivées, et la qualité de la préparation variera selon la méthode qui est utilisée et les ingrédients qui y sont ajoutés. En outre, le dosage dépendra de votre façon de le calculer – par exemple, plus l'infusion sera corsée, plus la dose sera forte.

LES REMÈDES COMBINÉS

Votre herboriste médical ne vous conseillera pas de cesser de prendre les médicaments prescrits par votre médecin et collaborera habituellement à tout traitement traditionnel considéré comme nécessaire. De nombreux patients veulent se libérer de leurs médicaments d'ordonnance et les herboristes peuvent les aider à réduire ou à éliminer leur besoin de médicaments.

DES MESURES RAISONNABLES

En général, les phytothérapies peuvent avoir un rôle à court terme dans la gestion des symptômes de la ménopause, mais elles ne seront probablement d'aucune utilité dans le traitement des aspects à long terme, particulièrement l'ostéoporose. Ne persistez jamais à prendre un remède à base d'herbes si, après une période de quelques semaines tout au plus, il n'améliore pas clairement votre état. La plupart des herbes font effet en moins d'un mois. Demandez toujours des explications au sujet d'un traitement si vous n'êtes pas sûre qu'il soit utile.

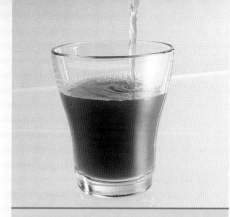

LES INFUSIONS

Pour faire une infusion, utiliser une cuillerée à thé d'herbes séchées pour une tasse d'eau bouillante ; laisser infuser de 10 à 15 minutes, passer et servir chaud.

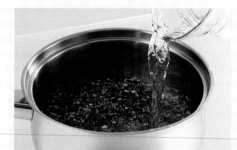

LES DÉCOCTIONS

On les fait avec des racines, de l'écorce, des noix et des graines. Utiliser la même proportion d'ingrédients que pour une infusion ; placer le mélange et l'eau dans une casserole. Amener à ébullition, laisser mijoter 10 minutes. Passer et servir chaud.

L'homéopathie

Il y a près de 200 ans, un éminent médecin allemand pratiquant la médecine conventionnelle publiait les premiers résultats d'une forme de traitement qu'il avait développé et expérimenté sur lui-même et sur sa famille. Cet homme s'appelait Samuel Hahnemann et a baptisé le principe de ce traitement «l'homéopathie», de deux mots grecs – *homios* qui signifie «similaire» et *pathos* qui signifie «souffrance».

D'une certaine façon, Hahnemann était un scientifique, mais il était également un métaphysicien et même un mystique. Il croyait que la vie était soutenue par une force vitale et que la maladie était causée par des influences extérieures qui perturbaient le fonctionnement normal de cette force vitale, entraînant conséquemment des symptômes de mauvaise santé. Sa croyance était que, si l'on pouvait découvrir et retrancher la cause du problème et stimuler la force vitale et naturelle de guérison, alors le patient se guérirait lui-même.

Tout a commencé lorsque Hahnemann a décidé de voir ce qui arriverait s'il s'administrait une dose de quinine, un remède utilisé pour combattre la malaria.

Il fut étonné de constater qu'il avait développé une fièvre et d'autres symptômes associés à la malaria, bien qu'il n'eût pas la maladie. Puis ces symptômes ont disparu lorsqu'il a cessé de prendre de la quinine. Mais chaque fois qu'il s'administrait de nouveau de la quinine, les symptômes réapparaissaient. C'était là la confirmation de la croyance d'Hippocrate qui supposait que, si l'on peut reproduire chez un individu souffrant d'une maladie les mêmes symptômes que ceux de sa maladie, le malade guérira, et que la gravité des symptômes et les effets curatifs dépendent de l'individu.

Ce principe de la similitude a formé la base de l'homéopathie et est tout à l'opposé de la médecine classique et allopathique, qui traite la maladie avec un antidote plutôt qu'avec une substance similaire à la maladie. Mais ce n'était pas le seul principe qui distinguait la pratique médicale d'Hahnemann de celle de ses contemporains. Peu satisfait des pratiques médicales de son époque, lesquelles consistaient principalement en des saignées et en

Les oignons ne sont qu'une des substances utilisées dans les remèdes homéopathiques.

La sauge peut être prise pour diminuer les bouffées de chaleur.

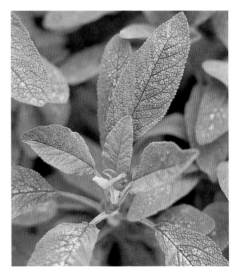

MISE À L'ESSAI

Un total de 657 patientes ont reçu un traitement homéopathique pour leurs symptômes de préménopause et de postménopause dans le cadre d'une étude de trois mois menée en Allemagne en 1994 par 77 thérapeutes.

On a donné aux participantes du Mulimen, une préparation homéopathique combinant de l'agnus castus, de l'ortie commune, de l'herbe de Saint-Christophe, de l'ambre gris, de l'herbe de Saint-Jean, de la sépia, du calcium, du potassium et du gelsenium.

Les deux tiers des participantes ont noté un soulagement continu et permanent de leurs symptômes et, même si tous ceux-ci n'avaient pas totalement disparu, toutes ces femmes ont exprimé l'intention de continuer à prendre du Mulimen.

l'utilisation à fortes doses de drogues dangereuses, il décida d'administrer ses médicaments à doses réduites. À sa surprise, il découvrit que plus le remède était dilué, plus il devenait actif.

Le milieu médical classique ne fut pas impressionné. Il n'est sans doute pas étonnant que ce paradoxe – que moins de substance active pourrait avoir plus d'effet – ait paru inacceptable aux yeux de la communauté scientifique de l'époque, tout comme il le paraît de nos jours aux yeux des sceptiques modernes, qui doutent de l'efficacité d'une substance extrêmement diluée pour guérir la maladie. Malgré tout, chaque année, 4 % des adultes aux États-Unis ont recours à la médecine homéopathique, tandis qu'au Royaume-Uni, les chiffres font plus que doubler : ce sont 8,5 % des adultes britanniques qui y ont recours.

Hahnemann et ses disciples ont été ridiculisés ; cependant, ils ont continué à expérimenter toutes sortes de substances – dérivées de minéraux, d'animaux et de plantes – qu'ils testaient dans le cadre de ce qu'ils appelaient la

« mise à l'épreuve ». Sur de longues périodes, ils s'administraient de petites doses de diverses substances réputées être toxiques et médicinales, et notaient soigneusement les symptômes produits. Les patients qui souffraient de symptômes semblables ont alors été traités avec ces substances et les résultats ont été encourageants.

Une énorme quantité d'informations a ainsi été accumulée pour former la source principale des connaissances sur l'homéopathie. À sa mort, en 1843, Hahnemann avait « mis à l'épreuve » 99 substances. Ce nombre avait augmenté de 600 en 1900 ; aujourd'hui, les homéopathes peuvent utiliser près de 3000 substances. Ces matières incluent l'oignon, le chanvre indien, le venin d'abeille, le venin de serpent, les araignées, aussi bien que le sable, le charbon de bois, le sel de table et la mine de crayon. Hahnemann préconisait également l'utilisation de remèdes simples plutôt que de mélanges complexes, soutenant qu'il n'était pas possible de distinguer les effets d'un grand nombre de médicaments lorsque ceux-ci étaient tous mélangés ensemble.

Il y a deux formes d'homéopathie en usage aujourd'hui : celle qui met l'accent sur l'utilisation de médicaments fortement dilués et qui s'appuie sur une certaine philosophie, et même sur des idées semi-mystiques, au sujet de la maladie et de sa causalité ; et celle, plus moderne, qui est basée sur les notions traditionnelles de pharmacologie et ignore en grande partie la pensée philosophique. Mais l'essence du principe homéopathique reste la même : c'est le patient qui est traité plutôt que la maladie.

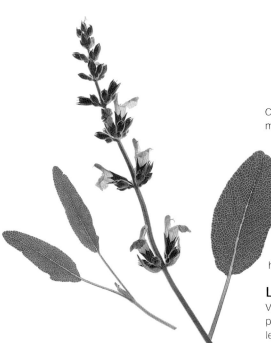

la sauge sclarée (sauge), pour les bouffées de chaleur;
• le graphite, pour l'irritabilité, les difficultés de concentration, la dépression, la mélancolie et la surexcitabilité.

Cependant, il peut être difficile d'évaluer soi-même sa propre situation; obtenir l'avis professionnel d'un homéopathe vous aidera à établir le juste dosage du remède. L'homéopathe peut être un dilettante (quelqu'un qui peut n'avoir aucune formation professionnelle et ne posséder aucune qualification universitaire reconnue) ou être un médecin pleinement qualifié, ayant reçu une formation médicale classique et une formation supplémentaire en homéopathie.

LA CONSULTATION
Votre premier rendez-vous d'homéopathie pourrait durer jusqu'à deux heures, car établir le bon diagnostic est d'une importance vitale pour le traitement. Le praticien aura besoin de connaître beaucoup de choses sur vous de manière à brosser votre profil multidimensionnel en tant qu'individu.

La sauge peut être consommée sous forme d'infusion, de teinture, d'onguent, de compresse ou de rince-bouche.

DES REMÈDES HOMÉOPATHIQUES
Le même remède peut être prescrit à partir d'une variété de sources et dans bon nombre de dilutions, telles que la pulsatille (issue d'une fleur d'anémone), la sépia (issue d'une créature marine) ou le soufre (issu d'un minéral). L'homéopathe peut choisir parmi des milliers de remèdes; c'est pourquoi sélectionner le bon remède ne peut se faire à la légère. Toutefois, plusieurs remèdes préparés sont offerts en pharmacie et dans les magasins d'aliments naturels, tels que:

• le lachesis, pour les troubles de mémoire, les difficultés de concentration, l'anxiété et la dépression;
• la pulsatille, pour la dépression, la mélancolie, les changements d'humeur et les maux de tête;
• l'argentum nitricum (nitrate d'argent) et

• Votre santé passée et votre situation de vie, le profil de santé dans votre famille, votre état de santé actuel
• Quels sont vos symptômes particuliers? Qu'est-ce qui vous semble le pire ou le meilleur? – la chaleur, le froid, manger, boire, bouger, être étendue, etc.
• Comment vous sentez-vous face à votre état (en colère, remplie de ressentiment, dépressive)?
• Quelles sont vos craintes sous-jacentes, vos humeurs et vos anxiétés?

Une fois que toutes les informations nécessaires seront rassemblées, en supposant que vous n'ayez pas besoin d'être dirigée vers un médecin, l'homéopathe analysera les réponses que vous lui avez fournies et formulera le remède approprié que vous pourrez vous procurer chez votre pharmacien. Bien qu'ils soient complètement différents dans leur préparation et dans leur action, les remèdes homéopathiques ressemblent beaucoup à d'autres médicaments et sont pris sous forme de petites pilules, de capsules, de gouttes, de granules, de poudres et de liquides.

L'INNOCUITÉ

Les remèdes homéopathiques sont complètement sécuritaires, non toxiques et ne créent aucune accoutumance.

LES REMÈDES COMBINÉS

Il est parfaitement sécuritaire de prendre des antibiotiques avec un remède homéopathique, quoique les effets secondaires des antibiotiques puissent compliquer le profil des symptômes, ce qui rend le choix du traitement homéopathique plus difficile à faire.

Un certain nombre de substances homéopathiques ont une application très spécifique pour soigner certains malaises, comme les indigestions et les contusions, et peuvent traiter avec succès une grande partie de la popu-

La pulsatille est recommandée pour traiter la dépression, l'insomnie et les troubles de l'appareil génital.

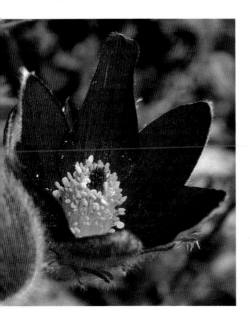

lation. Par exemple, l'onguent à base d'arnica est très efficace pour guérir des contusions après une opération.

On éprouve généralement un certain sentiment de bien-être après une semaine, même si les symptômes persistent. Cependant, si les symptômes ne s'améliorent pas après deux semaines de traitement, un médicament de remplacement devrait être envisagé.

**"** J'ai consulté une homéopathe agréée qui a passé une demi-heure à me poser toutes sortes de questions sur mon état de santé général, sur ma situation actuelle, sur les événements majeurs de ma vie et sur des sujets sans liens tels que : « Comment vous sentez-vous par rapport aux grenouilles ? par rapport aux orages électriques ? » Elle m'a assurée que mes symptômes d'irritabilité, de sautes d'humeur, de changement dans la libido, de saignements irréguliers et abondants, de sueurs impromptues, de gain de poids, de manque de sommeil et de palpitations étaient communs durant la périménopause. Après m'avoir écoutée attentivement, elle m'a prescrit un remède : la pulsatille.

La première semaine où je l'ai pris, j'ai éprouvé de violentes sautes d'humeur et beaucoup d'irritabilité, au point que je ne me contrôlais presque plus. J'avais décidé que j'allais continuer de le prendre pendant encore un semaine puis que j'abandonnerais ensuite s'il n'y avait aucune amélioration. Puis, comme par magie, tout a changé. J'ai mieux dormi, mes règles se sont régularisées et les saignements ont diminué, mon humeur s'est équilibrée et je suis devenue plus agréable à fréquenter, tant pour ma famille que pour moi-même.

Je n'hésiterais pas à recommander l'homéopathie aux femmes qui traversent cette phase de leur vie.

VICKI (Bristol)　**"**

Apprendre à se détendre

Vous pensez peut-être : « Oh, c'est facile ! Je me détends chaque fois que je rentre du travail, je me débarrasse de mes chaussures et je m'écrase dans un fauteuil confortable avec mon livre préféré et une boisson rafraîchissante. » Et oui, un peu de votre tension se dissipera, puisque vous relaxez initialement d'une manière passive, non concentrée. Mais votre tension ne disparaîtra pas complètement, car, comme pour la plupart d'entre nous, vous avez été conditionnée à croire que vous deviez constamment être active et productive, de sorte que votre esprit est porté à être préoccupé par une multitude de questions qui vous semblent importantes.

De nombreuses personnes croient que la relaxation vient de manière naturelle, mais en fait, il n'en est rien. Se réserver du temps pour effectuer les deux exercices détaillés dans la page ci-contre est une façon simple de commencer à pratiquer la véritable relaxation. Cela vous semblera peut-être un peu étrange au début, mais l'effet de la relaxation profonde peut être à la fois relaxant et rajeunissant. Vous pouvez faire ces exercices au lit avant de vous endormir ou à tout autre moment, lorsque vous désirez atteindre une relaxation profonde. Ces exercices portent sur trois éléments distincts :

- la concentration sur des muscles particuliers
- la tension appliquée sur ces muscles
- la relaxation

Lorsque vous relaxez de la bonne manière, vous sentez votre corps tout entier se détendre et devenir complètement à l'aise.

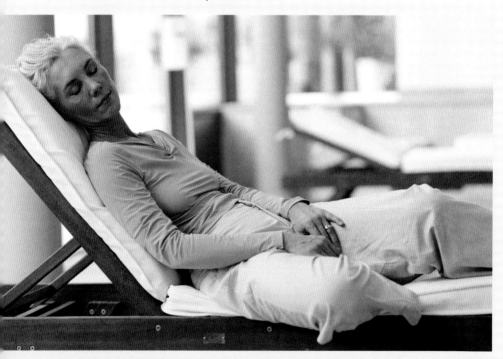

EXERCICE 1 :
Un espace pour respirer

Votre environnement doit être chaud et confortable et vos vêtements amples. Si vous faites cet exercice au sol, installez-vous sur un matelas de caoutchouc-mousse, un futon ou un édredon.

1 Installez-vous dans une position confortable et fermez les yeux.

2 Concentrez-vous sur votre respiration – sentez l'air entrer dans vos poumons et en sortir.

3 Sentez le poids et la chaleur de votre corps – à mesure que l'état de relaxation vous pénétrera en profondeur, vous vous sentirez de plus en plus lourde et la chaleur commencera à vous envelopper.

4 Prenez une profonde respiration, en développant votre diaphragme et vos côtes, retenez-la pendant deux secondes puis expirez en expulsant tout l'air de vos poumons. Écoutez l'air en train d'être expiré. Prenez ainsi cinq ou six respirations.

D'une épaule à l'autre

Maintenez chaque position de manière égale pendant cinq secondes.

5 Arrondissez le plus possible les épaules vers le haut – maintenez la position – relâchez.

6 Contractez le haut de vos bras – maintenez la position – relâchez.

7 Contractez vos bras au complet – maintenez la position – relâchez.

8 Serrez les poings – maintenez la position – relâchez.

Pour le bas du corps

9 Contractez les fesses – maintenez la position – relâchez. Faites de même avec les muscles de vos cuisses et de vos mollets.

10 Ramenez les pieds vers le haut de votre corps comme si vous forciez pour les voir – maintenez la position – relâchez.

11 Courbez les orteils – maintenez la position – relâchez.

Maintenant, vous êtes pleinement relaxée et vous pouvez vous laisser gagner par le sommeil – ou vous pouvez retourner tranquillement à un état de conscience en comptant à rebours de 10 à 1.

EXERCICE 2 : La relaxation et l'imagerie mentale

L'imagerie mentale, aussi connue sous le nom de «visualisation», est une technique par laquelle vous vous représentez une image dans l'esprit, puis vous créez mentalement une formulation claire de ce que vous souhaitez qu'il arrive.

Certaines personnes visualisent plus que d'autres. Certaines personnes pensent principalement en images, alors que d'autres ont tendance à percevoir et à sentir les choses, ou encore pensent en mots. Vous devez fonctionner de la manière qui vous est la plus naturelle lorsque vous visualisez ce que vous aimeriez qu'il arrive.

Par exemple, si vous faites de l'hypertension, vous pourriez vous imaginer le problème comme étant de petits muscles sur les parois de vos vaisseaux sanguins qui se resserrent et qui causent une pression sanguine beaucoup plus élevée que nécessaire pour que le sang circule. Maintenant, visualisez le médicament qui relâche les muscles de vos vaisseaux sanguins, votre cœur qui pompe avec moins de résistance et votre sang irriguer les réseaux vasculaires.

1 Établissez pour vous un but mental : par exemple le soulagement des épisodes d'anxiété à répétition.

2 Préparez-vous en faisant des exercices de relaxation (voir à gauche).

3 Retirez-vous par la pensée dans un endroit spécial, peut-être sur une plage tropicale. Autorisez-vous à utiliser tous vos sens pour l'explorer – sentez la chaleur du soleil, respirez le parfum des plantes, écoutez les oiseaux, goûtez le sel sur votre peau, sentez le sable chatouiller vos orteils.

4 Une fois que vous avez établi cet endroit spécial, placez-vous au centre de ce décor pour accomplir votre but – un esprit détendu sera réceptif à tout ce que vous voudrez lui donner.

5 Formulez une affirmation positive à votre sujet – «je me sens calme et j'ai la pleine maîtrise de moi-même».

6 Dérivez graduellement hors de cet endroit spécial. Lorsque vous ouvrirez les yeux, vous vous sentirez détendue et revigorée. Ne vous levez pas immédiatement, car la baisse de votre tension artérielle pourrait provoquer une sensation d'étourdissement.

La méditation

La méditation est un moyen d'atteindre à la fois la relaxation du corps et un état de conscience intensifié. La méditation régulière vous permet d'avoir une maîtrise accrue sur les pensées et les émotions qui vous agitent et procure un sentiment de bien-être ; par conséquent, vous serez capable de vous couper du monde et de trouver la paix intérieure.

Il est aujourd'hui généralement admis que nos états d'esprit peuvent influencer les fonctions physiques et l'équilibre chimique qui assurent la bonne santé du corps. Lorsque notre esprit est constamment préoccupé par des pensées et des sentiments malheureux, des soucis, de l'inquiétude et du ressentiment, nos niveaux d'énergie deviennent perturbés et c'est alors que se manifestent les symptômes physiques de la maladie.

La méditation offre des avantages considérables. Elle est reconnue pour son efficacité à :

- réguler la pression artérielle,
- stimuler la circulation sanguine,
- soulager la douleur,
- réduire la tension musculaire,
- ralentir l'activité hormonale.

Bien que la méditation soit souvent associée à un style de vie ascétique et spirituel, nul besoin de renoncer à vos propres croyances. Vous n'avez qu'à aborder votre pratique de la méditation comme un autre élément dans votre routine quotidienne d'exercices et à en tirer tout ce dont vous croyez avoir besoin – que ce soit pour soulager votre stress, améliorer votre santé mentale et physique ou entretenir un sentiment de bien-être.

Quand vous commencerez à méditer, il est important que vous essayiez d'établir de bonnes habitudes, particulièrement en ce qui concerne le maintien et la respiration. Maîtriser votre posture et votre respiration vous aidera à atteindre le niveau de concentration voulu lorsque vos pensées vagabonderont, comme elles le font toujours dans les premiers stades de la méditation.

LES POSTURES

Bien que les postures diverses décrites dans ces pages soient interchangeables, vous pourriez initialement les essayer toutes, chacune pendant une semaine, jusqu'à ce que vous en ayez trouvé une ou deux qui vous conviennent.

En position allongée

Si vous vous couchez sur le dos, assurez-vous que votre cou est soutenu par un coussin. Laissez vos bras pendre librement le long de votre corps et gardez les jambes droites. Ne vous croisez pas les jambes et ne vous mettez pas les mains sur le corps.

Voici une posture confortable pour la relaxation. Agenouillez-vous simplement par terre, placez un coussin derrière vos genoux et assoyez-vous.

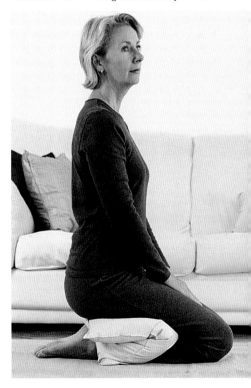

En position assise

Choisissez une chaise à dossier plat pour être bien supportée et ne pas entraver votre diaphragme. Vos pieds doivent être bien à plat sur le plancher et légèrement écartés, alignés avec vos épaules. Placez vos mains sur vos genoux, la paume tournée vers le bas ; vous pouvez aussi la tourner vers le haut dans une gestuelle symbolique d'ouverture.

Les postures traditionnelles

Les postures traditionnelles en tailleur qui sont utilisées dans le yoga exigent un degré de souplesse que vous ne possédez peut-être pas. Une solution de remplacement aux postures classiques consiste à vous reposer sur les talons, un coussin vous soutenant les fesses, comme dans la tradition japonaise.

COMMENCER À MÉDITER

Sans aucun doute, lorsque vous commencerez à apprendre à méditer, le plus difficile sera de vous calmer les esprits. Au début, votre attention sera sollicitée par toutes sortes d'idées, toutes plus urgentes les unes que les autres, et vous serez tentée de remettre indéfiniment à plus tard vos séances de méditation.

Il est important de commencer par des exercices simples afin d'établir une bonne pratique. La méditation élémentaire à la bougie vous aidera à prendre l'habitude de demeurer assise, immobile dans le silence, et entraînera votre esprit à se concentrer sur l'exercice. Répétez-le deux fois par jour pendant six jours, puis reposez-vous une journée avant de passer aux autres formes de méditation qui sont décrites aux pages 76 et 77.

Méditation à la bougie

1   Placez une bougie devant vous de manière à ce qu'elle soit alignée avec le centre de vos sourcils.
2   Observez le vacillement, la taille et chaque caractéristique de la flamme.
3   Après 30 à 60 secondes, fermez les yeux et gardez en tête cette flamme aussi concrète que possible. Au début, la luminescence s'effacera et vous ne verrez plus rien. Vous devrez alors rouvrir les yeux et répéter le

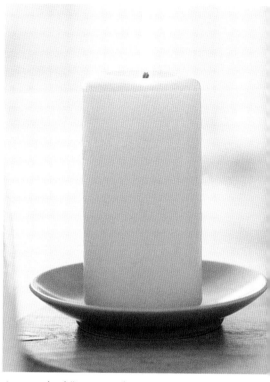

Apprenez à méditer en entraînant votre esprit à se concentrer sur la flamme vacillante d'une bougie.

processus. Vous conserverez une image optique de la bougie et du vacillement de la lumière dans votre esprit.

4   Quand l'éclat de la lumière commence à disparaître, forcez l'image à rester. Cela entraînera votre esprit à se concentrer davantage. D'abord il vous semblera impossible de maintenir l'image, mais avec un entraînement continu, cela deviendra facile.
5   Concentrez votre attention sur une pensée et continuez à respirer profondément en demeurant concentrée sur cette pensée.
6   Faites corps avec la flamme pour qu'il n'y ait aucun espace entre elle et vous. Appréciez ce sentiment de vastitude et d'expansion.
7   Lorsque vous vous en sentirez prête, revenez tranquillement à un état de conscience éveillée et ouvrez les yeux.

D'AUTRES FORMES DE MÉDITATION

Il existe d'autres façons de méditer, selon les circonstances; en voici quelques-unes.

Pour réduire la douleur – la balle

1 Préparez-vous en faisant les exercices aux pages 72 et 73.
2 Concentrez-vous sur votre douleur. De quelle couleur est-elle? Visualisez clairement sa couleur, sa forme et sa taille. Elle pourrait avoir la forme d'une balle rouge et la taille d'une balle de tennis ou d'un pamplemousse.
3 Lancez mentalement cette balle loin de vous. Projetez-la à deux mètres.
4 Grossissez cette balle; donnez-lui la taille d'un ballon de football, puis compressez-la de la grosseur d'un pois. Maintenant, laissez-la prendre la taille qu'elle veut.

Écrire pourra vous aider à libérer votre colère.

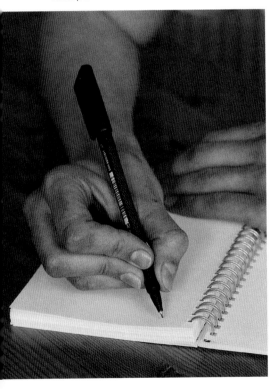

5 Commencez à changer la couleur de la balle – imaginez-la rose, puis vert pâle.
6 Maintenant, prenez cette balle verte, puis remettez-la où vous l'avez prise. À ce point, notez si votre douleur s'est atténuée ou non.

Pour réduire la douleur – la couverture

1 Préparez-vous en faisant les exercices aux pages 72 et 73.
2 Lorsque vous vous sentez détendue, imaginez qu'une grande couverture épaisse vous enveloppe. Sentez le soulagement qu'elle apporte et la sensation de chaleur qui entoure votre corps.
3 Laissez cette chaleur pénétrer au plus profond de vous-même pour que la douleur ou l'inconfort commence à s'atténuer. Abandonnez-vous à une sensation de détachement.
4 Visualisez votre douleur comme une chose matérielle, telle que de la fumée ou de la poussière, qui se retire de votre corps pour être absorbée par la couverture, laissant votre organisme nettoyé.
5 Lorsque vous sentez que les dernières bribes de fumée ou de poussière vous ont quittée, imaginez-vous en train de rejeter au loin cette couverture et de la regarder se désintégrer, emportant avec elle votre douleur.
6 Terminez votre méditation en visualisant une boule de lumière éblouissante au-dessus de votre tête. Regardez-la descendre lentement vers vos pieds et se dissoudre dans le plancher. Revenez à la réalité et observez les effets de la méditation sur votre douleur.

Se débarrasser d'un chagrin

1 Prenez une posture relaxante.
2 Fermez les yeux, respirez naturellement et lorsque vous vous sentez suffisamment détendue, imaginez que vous êtes assise à un bureau. Devant vous, un stylo, du papier, une enveloppe, une bougie, des allumettes et un bol rempli d'eau.
3 Regardez la feuille blanche et prenez le stylo.

4 Maintenant, écrivez à la personne qui vous a causé du chagrin. Décrivez-lui vos sentiments et exposez-lui la situation telle que vous la comprenez. Il est nécessaire que vous exprimiez vos sentiments, car le but premier de cet exercice est de faire face à vos émotions et de vous en libérer. Une fois que vous aurez extériorisé votre colère, il y a de bonnes chances que vous puissiez considérer votre situation d'une perspective moins passionnée et que ce nouveau point de vue vous mette en position de pardonner et d'oublier.

5 Lorsque vous aurez terminé votre lettre, imaginez-vous en train d'adresser l'enveloppe et d'y glisser la lettre.

6 Représentez-vous en train d'allumer la bougie ; vous tenez maintenant l'enveloppe au-dessus de la flamme et lorsque votre lettre est réduite en cendres tordues, jetez-les dans le bol d'eau.

7 Lorsque vous vous sentez prête, reprenez lentement votre état de conscience éveillée et ouvrez les yeux.

Aplanir des difficultés relationnelles

Il faut être deux pour vivre des tensions relationnelles et il peut être très difficile de se débarrasser de l'habitude de faire des « reproches ».

1 Prenez une posture relaxante.

2 Fermez les yeux, respirez normalement et lorsque vous vous sentez suffisamment détendue, représentez-vous l'autre personne.

3 Adoucissez votre cœur en méditant sur la compassion.

4 Voyez l'autre personne comme un être dont la nature humaine est aussi faillible que la vôtre.

5 Enlacez l'autre et embrassez-le en répétant les paroles suivantes : « Nous apprécions, toi et moi, une relation saine, positive. L'énergie circule librement entre nous. » Puis relâchez votre étreinte et regardez l'autre s'effacer en s'éloignant.

La tension s'atténuera et vous serez capable de discuter de vos problèmes calmement.

Maîtriser vos peurs

Vous pouvez faire de la méditation avant ou pendant une situation ou une activité qui est source d'anxiété. Vous serez surprise du bien-être que cela procure.

1 La méthode la plus simple pour dissiper une anxiété immédiate est aussi la plus efficace. Vous n'avez qu'à inspirer le plus profondément possible et à retenir votre respiration un moment avant d'expirer. Le résultat est instantané. Cette technique rétablit le pouls à son rythme régulier et réduit le flux d'adrénaline en plus de vous permettre de faire une pause au cours de laquelle vous pouvez vous ressaisir, calmer vos esprits et clarifier vos pensées.

2 Répétez la première étape, mais en même temps que vous inspirez, imaginez que vous stoppez la crainte ou l'anxiété enfouie profondément dans votre corps sous forme d'air vicié ou de fumée. À mesure que vous expirez, imaginez que toutes vos craintes et inquiétudes sont expulsées hors de votre corps.

3 Ajoutez maintenant cette autre visualisation à l'étape précédente : fermez les yeux, détendez-vous et prenez une longue et profonde respiration. Lorsque vous expirez, imaginez que vous gonflez un ballon. Faites une pause, puis prenez une autre respiration. Chaque fois que vous expirez, imaginez que vous emplissez le ballon de vos craintes et de votre anxiété. Quand le ballon est complètement tendu, nouez-en mentalement l'ouverture et scellez vos craintes à l'intérieur. Prenez maintenant un grand plaisir à crever le ballon et à disperser tous vos sentiments négatifs.

S'éloigner de tout ça

De nombreuses femmes se sentent, au cours de leurs années de ménopause, comme si une marée balayait constamment leur vie en y déposant des événements au-delà de leur contrôle sans leur laisser le moindre moment de paix. Nos vies sont remplies de préoccupations, de distractions et de responsabilités, et même si nous nous languissons d'atteindre la paix, il y a peu de chances que nous trouvions le temps et l'espace pour y parvenir.

Faire une retraite est une tentative délibérée de sortir du quotidien; c'est se ménager un lieu et se réserver une période de paix et de tranquillité où les sources de distraction sont à leur minimum. Voici un espace où vous pouvez contempler vos pensées et vos sentiments les plus profonds sur vous-même et sur vos relations avec les autres. Tout ce que l'on sent, tout ce que l'on fait est filtré par le sens de soi-même – qu'il s'agisse de la conscience de soi, de l'identification à soi-même ou de la connaissance, c'est intrinsèque à l'être humain.

En faisant une retraite, vous pourriez découvrir un vide surprenant – un espace intérieur désert dont vous ne soupçonniez pas l'existence. Soudainement, il n'y a plus d'amis, plus d'enfants, plus d'associés, plus d'animaux de compagnie, plus de télévision, plus de travail, plus de bruits trahissant l'activité humaine. Il n'y a ni commérages, ni récriminations, ni réunions, ni décisions à prendre, ni interférences à subir – vous êtes seule face à vous-même. Votre mental, votre physique et vos émotions glissent à une vitesse ralentie et vous commencez à penser de manière différente – en somme, faire une retraite, c'est faire le point.

QUI FAIT DES RETRAITES ?

Les gens de tous les âges et de toutes les conditions sociales profitent des bienfaits d'une retraite – des étudiants, des personnes au foyer, des grands-parents, des hommes et des femmes d'affaires, de célèbres millionnaires et de modestes quidams. Les hommes et les femmes de toutes les confessions aussi bien que les athées font des retraites.

Vous trouverez de nombreux types de retraite dans les pages publicitaires des magazines et sur Internet. La plupart des retraites ont pour but d'expérimenter des découvertes sur soi-même ; elles peuvent durer une seule journée ou se prolonger une semaine ou plus.

Les retraites d'une journée Celles-ci peuvent être très flexibles. Ce peut être une journée consacrée au silence, une journée axée sur un thème ou concentrée sur une activité, un temps pour des discussions ou des conversations de groupe, ou pour recevoir des leçons sur des techniques de méditation.

Les retraites de fin de semaine Celles-ci se présentent souvent ainsi : vous arrivez le vendredi soir ; après avoir déposé vos choses dans votre chambre, vous rencontrez la directrice ou le directeur de retraite et d'autres invités. Après souper, l'on vous explique le déroulement de la fin de semaine et l'on vous remet un horaire. À partir de ce moment, vous garderez le silence, sauf pour parler au directeur ou dans les discussions de groupe ou les prières collectives. Vous aurez tout le temps de vous promener, de lire ou simplement de vous reposer – dans la paix et la facilité.

Faire une retraite vous laisse beaucoup de temps pour la lecture, le repos et la contemplation tranquille.

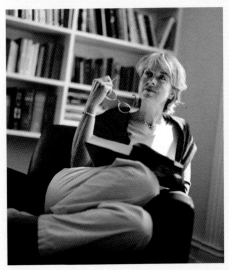

Les retraites curatives Celles-ci peuvent être axées sur la prière, la méditation, le chant ou l'imposition des mains. La guérison peut avoir pour objet une maladie physique ou être orientée sur la personne tout entière afin d'éliminer les obstacles à sa croissances personnelle et spirituelle.

Les retraites pour lesbiennes Celles-ci ont souvent des thèmes qui portent directement sur le fait d'être lesbienne dans la société et qui sont liés à des questions spirituelles.

Les retraites privées Ces retraites se font de manière individuelle. Elles constituent habituellement des moments de silence au cours desquels vous trouvez la solitude qui vous permet de réfléchir, de vous reposer et de méditer. Dans plusieurs monastères et maisons de retraite, vous pouvez prendre vos repas dans votre chambre ou à l'écart des autres, de manière à maintenir votre cadre de silence.

Des retraites de broderie, de calligraphie et de peinture Des retraites à thème se concentrent sur l'éveil de la créativité à travers des formes d'artisanat ou d'art. On y retrouve un grand nombre de thèmes : de la poterie à la poésie, en passant par la musique et le jardinage.

Puisque vous êtes parmi des personnes qui vous sont étrangères, vous rencontrerez des gens que vous aimerez du premier coup d'œil et d'autres dont vous ne voudrez rien savoir, vous verrez des personnes qui embêtent tout le monde – le genre d'individus qui ont des problèmes et qui ne peuvent s'empêcher d'en parler. De même, vous rencontrerez des personnes qui ont la certitude que leurs croyances renferment la clé de la vie. Si vous ne voulez pas les écouter, vous n'avez qu'à vous en éloigner – autrement, vous pourriez trouver intéressant et «charitable» d'entendre réellement ce que ces personnes ont à dire même si vous ne croyez pas un mot de ce qu'elles racontent. Et rien ne vous oblige à parler de vos croyances et de vos sentiments, à moins que vous ne vouliez le faire.

Faire une retraite, c'est reprendre des forces, se détendre et faire un voyage en son for intérieur. Il se peut que vous y fassiez la rééva-

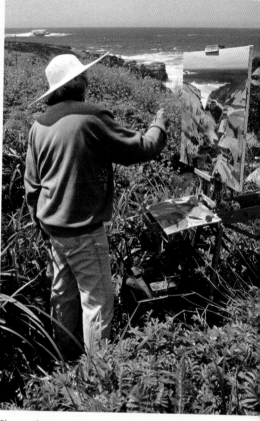

Si vous aimez pratiquer un art, comme la peinture, une retraite qui vous permet de vous concentrer sur votre créativité vous conviendra parfaitement.

luation de votre vie, de vos relations personnelles et de vos valeurs. Et pourquoi pas ? N'est-ce pas le meilleur temps pour le faire ?

AVANT DE RÉSERVER...

Si vous avez une incapacité, vous devrez vous assurer deux fois plutôt qu'une que l'endroit possède les installations adaptées à votre condition avant de réserver, car les centres de retraite ne sont pas encore tous équipés selon les normes nationales d'accessibilité aux personnes handicapées.

Le yoga

On voit souvent le yoga comme un système de relaxation orientale mystique qui exige des postures complexes que seuls les plus souples et les plus articulés d'entre nous osent tenter. Mais, comme bien des gens l'ont découvert, les mouvements peuvent être simples et bénéfiques, que l'on ait 9 ans ou 90 ans, même si l'on est malade et que nos jointures craquent.

Ses praticiens originaux, il y a environ 4000 ans, en Inde antique, étaient des philosophes ou des yogis qui vivaient en ermites. Aujourd'hui, les bienfaits du yoga sont reconnus dans le monde entier et cette discipline est pratiquée sur des bases non religieuses et non culturelles partout en Occident, que ce soit par des classes d'éducation des adultes, dans des salles paroissiales ou dans des centres exclusivement consacrés au yoga. Cette méthode ancienne d'amélioration de la santé a été adoptée par des gens de tous les âges et de toutes les conditions sociales.

La plupart des classes de yoga sont basées sur le hatha yoga ou le yoga physique – *ha* signifie le soleil, qui représente l'énergie masculine, et *tha* signifie la lune, qui représente l'énergie féminine.

COMPRENDRE LES FONDEMENTS

Il y a trois principes dans le hatha yoga :

- **Le pranayama (la respiration)** Cette technique de respiration favorise l'utilisation complète des poumons ; elle équilibre les énergies masculines et féminines dans l'organisme et augmente les niveaux d'énergie.
- **Les asanas (les postures)** On maintient ces postures le plus longtemps possible dans le but de se construire une résistance et d'ajuster les énergies de l'organisme.
- **Le dhyana (la méditation)**.

L'étirement est la meilleure façon de se mettre en forme de la tête au pied et de réduire la pression exercée sur les groupes de muscles. Dans les exercices de yoga, l'étirement fait partie intégrante de chacun des mouvements. Les chats offrent un exemple parfait d'étirement et

leur niveau de souplesse est sans égal dans le règne animal.

Le yoga est un système d'exercices légers. Plusieurs croient que le yoga favorise l'union du corps, de l'esprit et de l'âme et qu'il rétablit l'équilibre de trois façons. Il détend les muscles et améliore la souplesse, la santé et les fonctions physiques. Il détend l'esprit et nous apprend à maîtriser notre stress et nos émotions destructrices. Pour que son effet soit durable, on doit le pratiquer régulièrement ; les séances de yoga en classe durent d'une à deux heures.

QUE SE PASSE-T-IL DANS UNE CLASSE DE YOGA ?

Les classes varient dans leur structure, mais dans une séance de 90 minutes, vous commencez par vous concentrer sur votre respiration pendant environ 10 minutes ; vous ferez ensuite des exercices de réchauffement légers pendant 15 à 20 minutes. Il faut du temps pour maîtriser les postures – l'éducateur vous rassurera sur votre taux de réussite et vous encouragera à ne pas forcer la note. Les postures sont habituellement maintenues pendant 25 minutes et sont suivies par 20 minutes de relaxation. La séance finit parfois par 5 à 10 minutes de réflexion et de conseils sur la pratique à la maison : la pièce doit être bien chauffée, tranquille et bien ventilée.

Le pranayama

Cet exercice de respiration devrait vous détendre profondément. Quand vous expirez, imaginez que tous les sentiments négatifs quittent votre esprit et votre corps à mesure que l'air est expulsé de vos poumons.

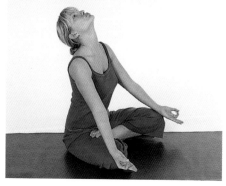

2 Expirez par la bouche en émettant un bruissement.

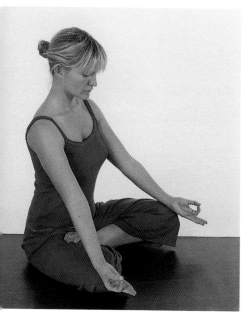

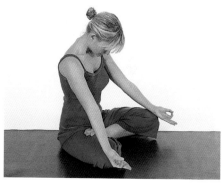

3 Continuez à expirer jusqu'à ce que vous laissiez tomber votre menton sur votre poitrine.

1 Assoyez-vous bien droite en position de tailleur, de demi-lotus ou de lotus. Il est important que votre coccyx touche le sol. Ouvrez les mains, paumes vers le haut, et joignez le pouce à l'index. Collez ensemble les trois doigts qui restent et reposez le dos de vos mains sur vos genoux. Laissez tomber votre tête légèrement vers l'avant et regardez le bout de vos doigts. Inspirez profondément par le nez et ramenez lentement la tête vers l'arrière.

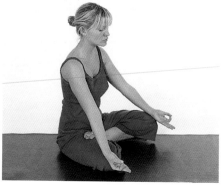

4 Remontez la tête et continuez à inspirer et à expirer par le nez à 10 reprises. Maintenez une respiration profonde et régulière. Répétez l'exercice cinq fois.

Le massage

Il y a 3000 ans, les citoyens grecs et romains qui étaient fortunés commençaient leurs journées par une expérience qu'ils appelaient «le bain». Dès le petit matin et pendant plusieurs heures, ils se consacraient aux soins de leur corps. Soit ils prenaient leur bain eux-mêmes, soit ils étaient baignés par leurs serviteurs. Des programmes d'exercices étaient élaborés pour renforcer leur corps, tandis qu'on frictionnait leurs muscles les plus contractés avec des huiles chaudes. Un massage de corps complet, donné par les mains habiles d'esclaves, réveillait les nerfs, ravivait la circulation sanguine et dénouait les articulations. Finalement, le corps entier était frictionné avec une huile fine afin de maintenir la souplesse et l'élasticité de la peau pendant toute la journée.

Le bain du matin qui durait deux heures a été remplacé dans notre civilisation avancée par une expérience de cinq minutes appelée «la douche». C'est dommage, car, d'un point de vue tout à fait terre à terre, le massage est thérapeutique simplement parce que c'est une expérience intensément agréable. Le désir de toucher et d'être touché est l'un de nos instincts les plus forts : nous nous touchons pour montrer notre amour, pour offrir de la sécurité, mais aussi pour nous sentir mieux. Nous pouvons nous priver de beaucoup de choses, mais pas du contact physique.

Mis à part le cerveau, la peau est l'organe le plus complexe du corps. Chaque centimètre carré de peau contient des centaines de récepteurs sensibles au toucher, à la douleur, à la pression, à la chaleur et au froid. Les bases du massage moderne ont été élaborées par un gymnaste suédois qui est devenu thérapeute, le professeur Per Henrik Ling (1776-1839). Il a formulé les principes de ce que l'on appelle aujourd'hui le «massage suédois».

De nos jours, on peut recevoir des massages dans des centres de thérapie, des salons de beauté, à la maison, dans des clubs sportifs et à l'hôpital.

LA CONSULTATION

Au cours de votre premier rendez-vous, le thérapeute commence généralement par noter les détails sur :

- les raisons qui vous amènent,
- votre état de santé actuel,
- vos antécédents médicaux,
- les détails sur tous les médicaments que vous prenez,
- vos habitudes générales de vie.

On vous demandera de vous déshabiller, normalement en privé, et de vous étendre sur la table de massage. Le thérapeute vous couvrira d'une serviette et découvrira seulement les parties de votre corps sur lesquelles il doit travailler.

Le thérapeute peut masser votre dos, travailler le bas de votre corps, vous demander ensuite de vous retourner et travailler le devant de votre corps, en prêtant une attention particulière aux zones dures ou tendues. Le massage devrait vous détendre, bien que vous puissiez ressentir de la douleur dans les zones tendues. Vous ne devriez pas éprouver de douleur intense – avertissez le thérapeute si cela arrive.

Chacun réagit différemment au traitement : vous pouvez vous sentir détendue, stimulée, légèrement fatiguée ou avoir un peu mal le lendemain. Vous pourriez pleurer pendant la session – ce n'est pas inhabituel si vous avez refoulé des sentiments.

Un massage peut vous aider à vous sentir détendue.

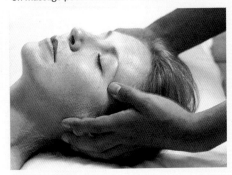

Des massages pour la ménopause

Il existe dans la paroi abdominale des points sensibles qui, lorsqu'ils sont massés, peuvent apporter un soulagement aux symptômes de la ménopause. Voici un massage que vous pouvez vous faire donner par un(e) ami(e) ou partenaire.

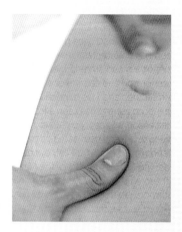

1 Placez la pulpe des pouces à environ 7 cm (3 po) de chaque côté du nombril et, en vous servant du poids de votre corps, appliquez une pression vers le nombril ; maintenez cette position pendant cinq secondes. Répétez deux ou trois fois.

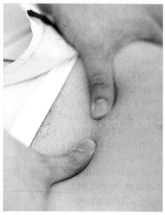

2 Déplacez vos pouces l'un près de l'autre et, en pressant la pulpe des pouces, répétez l'étape 1, mais en déplaçant les pouces vers le bas, en ligne droite, à partir du dessous du nombril jusqu'à la limite des hanches. Puis remontez les pouces et finissez à 7 cm (3 po) de chaque côté du nombril.

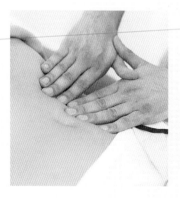

3 Détendez vos mains et placez-les l'une près de l'autre sur le milieu de l'abdomen, au niveau du nombril. Tapez doucement, à coups légers, en descendant vers l'aine, puis en remontant. Assurez-vous de masser les deux côtés de l'abdomen de manière égale.

QUELLE DIFFÉRENCE UN MASSAGE PEUT-IL FAIRE DANS MA VIE STRESSANTE ?

Les techniques de base, comme l'effleurage, le pétrissage, la torsion, la percussion et la friction, stimuleront une détente physique et émotionnelle de deux manières : par des effets mécaniques et par des effets réflexes.

Les effets mécaniques du massage

Ces effets résultent de la pression sur les tissus mous, de leur pétrissage et de leur déplacement. Ils peuvent détendre en profondeur ou stimuler vivement.

Par exemple, votre tension musculaire peut ralentir la circulation sanguine parce qu'elle force vos vaisseaux sanguins à se resserrer. Le massage des muscles libère cette tension et stimule la circulation, ce qui permet au sang de transporter librement l'oxygène et les nutriments là où ils sont nécessaires. Le massage peut aider à normaliser la pression sanguine et à régulariser la tension dans les artères et dans les veines.

Le massage stimule aussi le système lymphatique pour qu'il évacue les déchets hors du corps et qu'il défende l'organisme avec une efficacité accrue.

Les effets réflexes

Ce sont des réponses involontaires d'une partie du corps à la stimulation d'une autre partie. Le corps, l'esprit et les émotions forment un ensemble élaboré qui est interconnecté par des canaux d'énergie et par un système nerveux complexe doté de récepteurs dans la peau ; c'est pourquoi la stimulation d'une partie du corps peut avoir des effets sur plusieurs autres parties du corps. Par exemple, un massage pour relaxer le dos peut aussi atténuer la douleur à une jambe.

Les quatre étapes curatives

Il y a quatre étapes dans le processus curatif du massage :

1 *Le soulagement*
Les premières sessions de traitement soulageront votre douleur, réduiront votre tension et calmeront vos nerfs. Elles ne régleront pas nécessairement le problème, mais apaiseront vos symptômes et vous vous sentirez mieux.

2 *La correction*
Le thérapeute peut maintenant travailler sur les causes sous-jacentes pour empêcher que le problème ne réapparaisse. Le travail de correction peut inclure des massages pour tonifier les muscles, pour décongestionner un système lymphatique paresseux, pour libérer les fibres noueuses ou ankylosées.

3 *La consolidation*
Cette étape est importante si vous avez des lésions sérieuses dans une zone de votre corps. Le massage peut fortifier les tissus environnants afin que ceux-ci puissent fournir le tonus adéquat une fois que votre lésion sera guérie.

4 *L'entretien*
Il se peut que votre thérapeute vous recommande de passer un bilan de santé de manière régulière, comme le font les dentistes.

LE POUVOIR DU MASSAGE

Une étude portant sur le soulagement de la douleur et l'insomnie a été effectuée en 1990 à l'hôpital St Mary de Londres sur 30 patients venant d'être opérés. Ces derniers ont reçu des massages dans le dos, au visage ou aux pieds et l'on a enregistré toutes leurs réactions physiques ou psychologiques. La plupart ont déclaré avoir éprouvé un soulagement de la douleur, de l'anxiété et des spasmes musculaires, de même qu'une amélioration de la qualité de leur sommeil et un sentiment de bien-être général. Les deux infirmières qui ont donné les massages ont pour leur part affirmé avoir de meilleures relations avec leurs patients.

L'automassage au travail

Si vous êtes ménopausée, une bonne façon de combattre la sensation de stress, l'irritabilité et l'anxiété est d'effectuer des pauses régulières pendant vos heures de travail. Voici une routine simple que vous pouvez faire au travail – tout ce dont vous avez besoin est une surface stable et un peu de temps. Répétez chaque mouvement autant de fois que vous le sentez nécessaire selon le temps dont vous disposez – que vous passiez 5 minutes ou 20 minutes à travailler sur vous, vous en sentirez certainement les bienfaits et aurez plus d'énergie pour le reste de la journée. Cette routine est particulièrement efficace pour soulager la tension dans le cou, qui cause souvent des maux de tête ou laisse une sensation de rigidité.

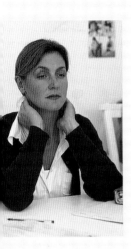

1 Reposez vos coudes sur le bureau, placez vos doigts derrière le cou sous les oreilles et penchez la tête légèrement vers l'avant. Quand vous êtes dans une position confortable, travaillez le long de votre cou, de chaque côté des vertèbres, en faisant des rotations avec vos doigts tout en appliquant une pression.

2 Placez une main sur le bureau et l'autre sur l'épaule opposée. Inclinez légèrement la tête loin de la zone où vous massez, serrez le muscle entre les doigts et la paume de votre main en travaillant à partir de la base du cou vers le long de l'épaule.

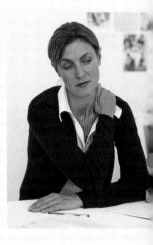

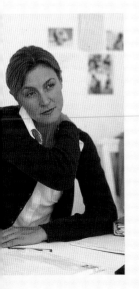

3 Dans la même position qu'à l'étape 2, placez la main au-dessus des muscles de l'épaule et faites des rotations avec la pulpe de vos doigts en appliquant une pression ; de nouveau, travaillez de la base du cou vers le long de l'épaule. Faites la même chose de l'autre côté et répétez les étapes 2 et 3.

4 Pour compléter le massage, prenez votre lobe d'oreille entre le pouce et l'index, fermez les yeux et représentez-vous une scène apaisante – une promenade le long d'une plage, par exemple. Prenez une profonde respiration et, en expirant, tirez très lentement vers le bas et vers l'extérieur. Buvez de l'eau et vous vous sentirez maintenant prête à continuer votre journée.

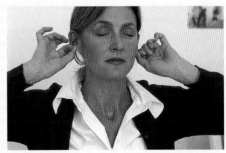

La réflexologie

Les pieds et les mains, deux parties du corps qui travaillent très fort, ont toujours été des zones importantes en massothérapie. Les origines de la réflexologie remonteraient à l'Égypte antique, tel que le démontre une fresque dans la tombe du célèbre médecin Ankmahor qui représente des médecins en train de masser les mains et les pieds de leurs patients.

Au Japon, en Inde et en Chine, les médecins avaient leurs propres méthodes de thérapie du pied et ces connaissances thérapeutiques pourraient avoir été introduites en Occident par des aventuriers comme Marco Polo, lequel écrivait qu'il admirait grandement le système de santé chinois.

La réflexologie telle que nous la connaissons aujourd'hui a été développée au XXᵉ siècle par un médecin américain, William Fitzgerald, un spécialiste de l'oreille, du nez et de la gorge de l'Hôpital général de Boston, qui utilisait les principes enchâssés dans la thérapie de zone. Selon la thérapie de zone, le corps est divisé en dix zones verticales qui partent du bout des orteils jusqu'au-dessus de la tête, en passant par le bout des doigts et par toutes les parties du corps liées à une zone donnée. Le docteur Fitzgerald a découvert qu'en appliquant une pression sur une partie du corps, il était possible de soulager la douleur dans une autre partie du corps liée à la même zone.

De nos jours, la thérapie de zone est utilisée uniquement pour déterminer les endroits du corps sur lesquels les thérapeutes doivent travailler, tandis que la réflexologie prend en compte les zones aussi bien que le modèle anatomique pour déterminer les secteurs à travailler.

LA CONSULTATION

Votre premier rendez-vous pourrait durer environ 90 minutes ; on vous posera des questions sur vous et sur les raisons qui vous ont amenée.

- Les détails de vos antécédents médicaux seront nécessaires, y compris sur les maladies d'enfance, les accidents ou les opérations.
- Vous devrez aviser le thérapeute si vous recevez des soins médicaux ou si vous prenez des médicaments pour traiter une maladie ou un état chronique (à long terme).
- On vous demandera comment vous vous sentez par rapport à vous-même et à votre vie – votre travail, vos activités de loisir, vos habitudes de vie, d'alimentation et de consommation d'alcool.

On vous demandera d'enlever vos chaussures et vos chaussettes ou vos collants, et de vous asseoir dans une chaise longue ou de vous allonger sur un divan de traitement. Il se pourrait que l'on essuie vos pieds avec un coton imbibé d'extraits d'hamamélis et que l'on y applique une crème ou une poudre de talc.

Le thérapeute travaillera vos pieds, l'un après l'autre, en y appliquant de la pression à certains points, puis s'attardera sur les zones problématiques. Si vous ressentez de la douleur ou de la sensibilité dans une zone, c'est une indication qu'il y a un blocage ou un déséquilibre dans la partie du corps ou dans l'organe correspondant. L'intention n'est pas de vous causer de la douleur, mais la douleur indique un blocage d'énergie – qui peut être révélé par des dépôts cristallins sous la peau, qui sont sentis au toucher comme des grains de sucre, ou par des réflexes tendus ou particulièrement spongieux.

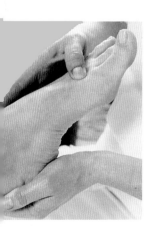

Pour donner un traitement de réflexologie, le thérapeute utilise principalement le pouce, et parfois un doigt, pour appliquer une pression sur les différents points de manière à dénouer tout blocage.

Les techniques utilisées par les réflexologues peuvent inclure les suivantes :

- **La chenillette avec le pouce** Elle se pratique avec la pulpe du pouce, que l'on presse sur les points réflexes. Après quelques secondes, le thérapeute relâche un peu la pression, avance le pouce le long du pied en glissant (comme une chenillette), arrête et presse de nouveau.
- **La chenillette avec l'index** Semblable à la chenillette avec le pouce, excepté qu'on la pratique avec l'index en utilisant le pouce et les trois autres doigts comme points d'appui.
- **La rotation** Le thérapeute appuie son pouce et exerce une rotation sur le point réflexe.
- **La flexion** Le thérapeute tient les orteils dans une main tandis qu'il exerce une pression avec le pouce de l'autre main. Il plie le pied doucement vers l'arrière et vers l'avant, pour pouvoir appliquer une pression du pouce, puis relâcher cette pression d'une manière rythmique.

Personne ne sait exactement comment la réflexologie fonctionne au-delà de la stimulation des terminaisons nerveuses des pieds. Nous savons que la plante de chaque pied contient 70 000 de ces terminaisons nerveuses, qui, lorsqu'elles sont stimulées, peuvent envoyer des messages le long des circuits du système nerveux autonome vers toutes les parties du corps et du cerveau. En appliquant de la pression sur un point particulier, reconnu comme un point ou une zone de réflexe, le thérapeute peut stimuler ou rééquilibrer l'énergie liée à cette zone.

QUE PEUT FAIRE LA RÉFLEXOLOGIE POUR MES BOUFFÉES DE CHALEUR ?

La réflexologie fonctionne bien pour tout état ayant besoin d'être dénoué ou régulé, comme les menstruations irrégulières. Si vous consultez un réflexologiste pour des symptômes de ménopause, il est probable que celui-ci travaillera sur tout le pied en prêtant une attention particulière aux glandes endocrines et finira par une pression dans les zones réflexes de la plante du pied.

La réflexologie pour la ménopause

Ce traitement agit sur le système reproducteur et sur le système endocrinien, y compris sur la glande thyroïde, et pourra vous aider pendant la ménopause.

1 Trouvez le point de réflexe de votre glande thyroïde, situé sur le dessus du pied à la base du gros orteil. En utilisant votre index, exercez une pression sur ce point pendant cinq secondes.

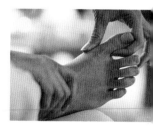

2 Travaillez doucement votre pied dans la zone située entre l'arrière du talon et l'os de la cheville. Faites remonter doucement vos quatre doigts jusqu'à l'os de la cheville. Trouvez le point de réflexe de vos ovaires et appliquer une pression pendant 5 secondes.

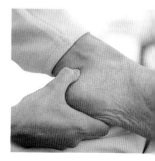

L'aromathérapie

Si vous appréciez un massage complet de corps, votre plaisir pourrait être augmenté par un complément d'huiles essentielles utilisées en aromathérapie. Ces huiles sont des essences aromatiques extraites de plantes, de fleurs, d'arbres, de fruits, d'écorces, d'herbes et de graines. Il existe environ 150 huiles essentielles, chacune ayant son parfum propre et ses propriétés curatives distinctes.

Toutes les huiles essentielles sont antiseptiques : certaines ont des propriétés particulières qui en font des antiviraux, des anti-inflammatoires, des analgésiques, des antidépresseurs et des expectorants. D'autres ont des propriétés stimulantes, relaxantes, diurétiques ou favorisent la digestion.

Les recherches indiquent que le parfum des huiles essentielles peut exercer des effets thérapeutiques spécifiques sur nos humeurs et

Un brûleur d'huiles essentielles libère le parfum des huiles dans l'air, embaumant la pièce d'une fragrance naturelle tout en distribuant leurs effets bénéfiques.

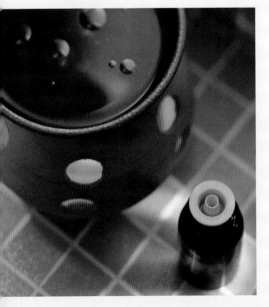

nos émotions. Les molécules d'huile sont si petites qu'elles peuvent être absorbées par les pores de la peau, affectant la peau elle-même, le système sanguin et l'organisme tout entier, y compris le cerveau. La chaleur favorise leur absorption, soit par des mains chaudes au cours d'un massage, soit dans un bain d'eau chaude.

LA CONSULTATION

Votre premier rendez-vous avec un aromathérapeute durera entre 60 et 90 minutes. Comme pour toutes les formes de thérapies holistiques, le thérapeute aura besoin de savoir :

- qui vous êtes – vos antécédents médicaux et les raisons qui vous amènent,
- quelles huiles sont les meilleures pour vous, mais aussi celles qui doivent être évitées ; certaines huiles peuvent être dangereuses si vous avez des problèmes de pression artérielle, si vous êtes épileptique ou si vous avez subi une opération récemment,
- si vous prenez des médicaments – ou des remèdes homéopathiques, car les senteurs fortes peuvent annuler les effets de ces derniers,
- dans quelle humeur vous vous trouvez et quelle sorte de journée vous avez eue.

On vous demandera de vous déshabiller et de vous coucher sur la table de massage, une serviette posée sur vous (vous n'avez pas à vous déshabiller complètement si vous n'êtes pas à l'aise de le faire).

Le thérapeute laissera la serviette sur vous et la déplacera à mesure qu'il travaillera autour de votre corps – de cette manière, vous pouvez conserver votre chaleur et vous sentir moins exposée.

L'aromathérapeute pourrait opter pour un mélange d'huiles susceptibles de vous convenir, ou il peut vous demander s'il y a des huiles que vous affectionnez particulièrement. Puis, avec ce mélange d'huiles, le thérapeute commencera le massage, qui durera environ 30 à 45 minutes.

Le toucher combiné aux avantages thérapeutiques des huiles améliore la circulation et libère l'énergie coincée dans les muscles. Le parfum inspire aussi des sentiments de bienêtre. Pour que vous profitiez au maximum des bienfaits des huiles, on peut vous demander de ne pas prendre de bain ou de douche pendant les heures qui suivent le massage afin que les huiles soient absorbées en profondeur.

Une fois qu'elles ont fait leur travail, les huiles quittent l'organisme de diverses façons : certaines sont exhalées ou évacuées dans les urines et les selles, tandis que d'autres quittent le système par la transpiration. Ce processus dure environ six heures chez une personne en santé, mais peut durer jusqu'à 14 heures chez une personne malade ou qui a un important surpoids.

Vous pouvez aussi utiliser des mélanges aromathérapeutiques à la maison.

LES HUILES ESSENTIELLES POUR LA MÉNOPAUSE

La bergamote est excellente pour l'anxiété, la dépression et le stress. C'est aussi un agent purificateur tonifiant pour l'utérus.

Le cyprès a un effet calmant sur les esprits, apaisant la colère et la frustration.

La sauge peut être utilisée pour des problèmes menstruels, de la dépression et de l'anxiété.

Le fenouil a des effets bénéfiques sur les problèmes liés à la ménopause, tels que des règles irrégulières, de la tension prémenstruelle et une faible réponse sexuelle.

Le géranium est utilisé pour le SPM, les problèmes liés à la ménopause et l'anxiété.

La lavande a des effets bénéfiques contre l'insomnie et les maux de tête.

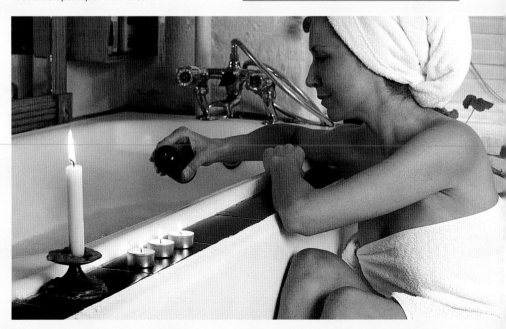

4

L'alimentation

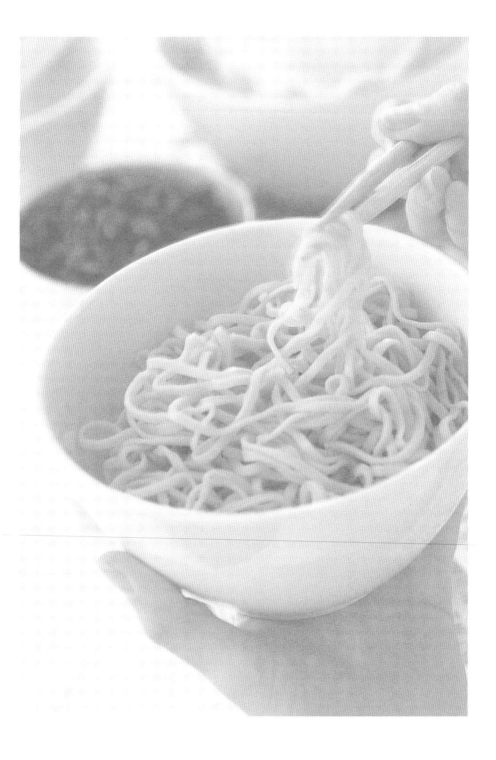

Votre alimentation et la ménopause

L'alimentation est l'un des points les plus importants à surveiller pendant et après les années de ménopause si vous voulez demeurer énergique et en bonne santé. Une alimentation bien équilibrée, riche en glucides complexes, en calcium et en végétaux contenant des œstrogènes, et faible en gras saturés et en sucre vous maintiendra mince et en santé pendant longtemps et allégera vos symptômes de

Le vélo est très plaisant à pratiquer loin de la ville populeuse et constitue un excellent exercice, quel que soit votre âge.

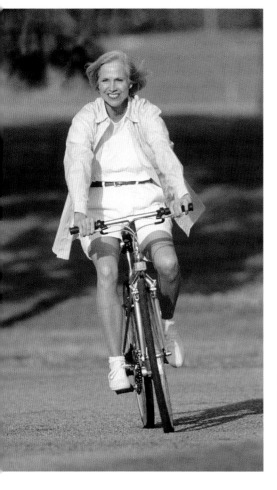

ménopause. Si vous avez déjà pensé à opérer des changements dans vos habitudes alimentaires, le temps est venu de passer à l'action. Les changements que vous apporterez à votre régime alimentaire détermineront maintenant non seulement le nombre d'années qu'il vous reste à vivre, mais votre qualité de vie future.

UNE QUESTION D'ÉQUILIBRE

Peut-être pensez-vous avoir toujours eu de saines habitudes alimentaires en faisant la cuisine pour votre famille, mais vous vous alarmez maintenant de découvrir qu'une robe que vous avez achetée il y a deux ou trois ans ne vous fait plus – l'âge y est-il pour quelque chose ?

Faire le point sur votre alimentation et sur vos habitudes de consommation d'alcool vous rendra service pour le reste de votre vie. Cela ne veut pas dire qu'il vous faille renoncer aux aliments et aux boissons que vous aimez ; il s'agit plutôt de reconnaître qu'il peut vous être profitable d'introduire dans votre alimentation de nouvelles perspectives excitantes et d'abandonner quelques-uns des aliments les moins utiles.

Lorsque j'étais une enfant, il y a quelque 60 ans, nous mangions des aliments et des boissons de base, nourrissants, sains – et prévisibles. Je me rappelle le pain complet, la viande, les deux portions de légumes, le pouding au riz et beaucoup de lait. Aujourd'hui, l'impact du commerce extérieur et des voyages se reflète dans les aliments que nous achetons : des pizzas, des currys, toute une gamme de pâtes, de sauces, de céréales, de fromages, de poissons, de viandes, de fruits et de légumes exotiques – tous stimulent nos papilles gustatives et vident notre porte-monnaie. Théoriquement, la société occidentale est maintenant mieux alimentée qu'elle ne l'a jamais été auparavant. En réalité,

> « Dis-moi ce que tu manges, je te dirai qui tu es. »
>
> (*Jean-Anthelme Brillat-Savarin, 1825*)

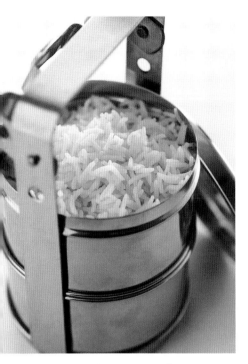

Cuire les aliments à la vapeur en préserve toutes les vitamines, qui sont souvent détruites par la cuisson conventionnelle.

beaucoup d'entre nous, en plus d'avoir un style de vie sédentaire, vivent dans un «environnement alimentaire toxique», rempli d'aliments gras de qualité inférieure et envahi de publicité.

De surcroît, même si vous êtes convaincue de faire les bons choix alimentaires, les médias diffusent constamment des mises en garde contre les dangers de certains aliments, alors que des déclarations vantant les vertus de ces aliments feront probablement les gros titres de demain. Comment séparer l'ivraie du bon grain ?

REVENONS AU B.A.–BA

Votre corps avait déjà besoin de substances nutritives pour entretenir votre bien-être physique, mental et émotionnel alors que vous étiez dans l'utérus de votre mère. À mesure que vous vous êtes développée dans la petite enfance, des substances nutritives essentielles ont déterminé votre croissance :

- les glucides,
- les protéines,
- les graisses.

Les glucides

Les glucides sont la principale source d'énergie de l'organisme pour toutes ses fonctions. Ils sont présents dans tous les légumes, les fruits, les amidons et les grains et, dans leur forme la plus pure, dans le sucre raffiné. Il y a deux types de glucides – les glucides complexes et les glucides simples. Les glucides complexes libèrent lentement de l'énergie, car le système digestif met du temps à les décomposer en substances simples afin que l'organisme puisse les utiliser. Les glucides simples sont à éviter autant que possible : ils font monter en flèche l'indice de glycémie, étant donné que beaucoup de sucre est pompé rapidement dans le système. La courbe glycémique est alors forcée de descendre rapidement, de sorte que, après une heure ou deux, le niveau d'énergie tombe et la faim réapparaît.

Les glucides complexes

- les grains – le blé, le seigle, l'avoine, le riz, l'orge et le maïs
- les légumineuses – les lentilles, les haricots, les pois chiches
- les légumes
- les fibres contenues dans les grains, les légumineuses et les légumes

Les glucides simples

- les fruits, le sucre blanc, la cassonade, le sucre contenu dans les boissons énergétiques

Vous serez peut-être surprise de constater que les fruits sont décrits comme des glucides «simples». Les fruits (et le miel) contiennent du fructose (aussi appelé sucre de fruits), qui est du sucre simple, mais les fibres contenues dans les fruits sont des glucides complexes qui ralentissent la vitesse de digestion. Le fructose est bon lorsqu'il est pris à même les fruits complets, comme des pommes et des poires, mais ne l'est pas lorsqu'il est utilisé sous forme de sucre blanc en poudre.

Les protéines

On trouve des protéines en grandes concentrations dans des produits animaux comme la viande, le poisson, la volaille, les œufs et le fromage, dans certains légumes, dans des aliments comme les noix et les graines et dans des légumineuses riches en protéines comme les haricots.

Les graisses

Il y a plus de confusion sur les graisses alimentaires que sur presque tous les autres nutriments. Elles sont perçues comme les «vilaines» dans le régime alimentaire, les responsables d'un gain de poids et du métabolisme lent qui s'ensuit. Nous avons tous entendu parler des régimes alimentaires faibles en gras ou sans gras – en fait, bon nombre d'entre nous les avons essayés. Départager la réalité de la fiction vous aidera à déterminer la quantité de graisse à retrancher de votre alimentation ou à y ajouter.

Essentiellement, il y a deux types de graisses : les graisses saturées et les graisses insaturées.

Les graisses saturées

On les trouve dans la viande, les produits laitiers comme le fromage, la crème glacée et le lait, et dans les huiles tropicales comme l'huile de palmiste et la noix de coco. Si vous consommez trop d'aliments riches en graisses saturées, ces graisses feront tout ce qu'elles peuvent pour se déposer quelque part en tant que réserve – d'où le lien entre l'apport de graisse et le durcissement des artères (voir page 45).

Les olives et l'huile d'olive sont d'excellentes sources d'acides gras essentiels oméga-3.

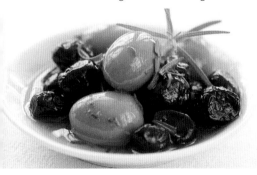

Les graisses insaturées

Ces graisses incluent celles que l'on appelle les acides gras essentiels (AGE). Ces derniers sont indispensables à la santé : ils sont un composant vital des cellules du corps humain et l'organisme en a besoin pour isoler les cellules nerveuses, maintenir la peau et les artères souples, équilibrer les hormones et conserver la chaleur corporelle.

Il y a deux formes de graisses insaturées : les graisses monoinsaturées, comme l'huile d'olive, et les graisses polyinsaturées, que l'on trouve dans le maïs, les graines de tournesol et les arachides. À l'intérieur de ce groupe, ces graisses sont subdivisées en acides gras oméga-3 et oméga-6.

Les acides gras oméga-3

Le plus important est l'acide alpha-linoléique, que l'on trouve dans les huiles de poisson et l'huile de lin, les noix, les graines de citrouille et les légumes vert foncé.

Les poissons gras, comme le maquereau, contiennent des huiles qui peuvent aider à prévenir l'apparition d'une cardiopathie.

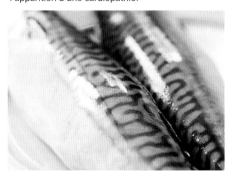

Les acides gras oméga-6

Le plus important est l'acide linoléique, que l'on trouve dans l'huile de carthame, l'huile de maïs, l'huile de sésame et l'huile de tournesol.

Notre organisme peut fabriquer toutes les graisses dont il a besoin pour le processus métabolique quotidien excepté ces deux acides gras essentiels.

L'acide linoléique est converti en acide gamma-linoléique (AGL), que l'on trouve dans l'huile de primevère. On a grandement vanté les propriétés de l'huile de primevère, principalement pour le traitement du SPM, et l'on croit généralement qu'elle supprime les bouffées de chaleur liées à la ménopause.

On trouve les acides gras essentiels dans les aliments suivants :

- les huiles végétales non raffinées, pressées à froid, comme l'huile de sésame et l'huile de tournesol, pour les sauces à salade,
- l'huile d'olive extra vierge, pour cuisiner,
- les poissons gras, comme le maquereau et les sardines,
- les noix (amandes, pacanes, noix du Brésil) et les graines (de sésame, de citrouille, de tournesol),
- le beurre de sésame (graines de sésame réduites en crème) pour les sauces d'accompagnement et les sauces à salade,
- le beurre (avec modération) pour tartiner ou pour cuisiner.

PERPÉTUELLEMENT EN ACTION

Faites une pause pendant un instant et regardez votre corps – il est détendu et calme. Ce que vous ne pouvez pas voir, c'est que l'intérieur de votre corps est une machine à produire de l'énergie qui ne se repose jamais, qui reste toujours au garde-à-vous métabolique. Cette machine tire son carburant principalement d'une molécule élémentaire de sucre appelée glucose. L'organisme doit avoir du glucose et continuera à en obtenir, même dans des conditions de famine, tant qu'il trouvera toute substance pouvant être convertie en glucose. Tous les aliments que vous mangez sont décomposés en glucose par le système digestif et sont absorbés par les parois des intestins par l'intermédiaire du système sanguin. À cette étape de la digestion, le sang contient beaucoup de glucose : le taux de glycémie est élevé.

À mesure que le taux de glycémie monte

Lorsque le taux de glycémie monte, comme c'est le cas après l'absorption de glucides simples – une tablette de chocolat par exemple –, l'organisme doit faire un choix instantané : décider de la quantité de cette énergie pure qui sera utilisée pour des besoins immédiats et de la quantité qui devra être stockée pour des besoins futurs.

L'instrument au centre de cette décision est l'insuline, une hormone produite par le pancréas, car l'insuline régule la chimie du sucre dans l'organisme. Une hausse de sucre dans le sang déclenche une réponse rapide de l'insuline, qui convertit sans tarder une partie de ce glucose en glycogène, un amidon qui peut être stocké dans les muscles et dans le foie et qui peut être aisément disponible en tant que carburant.

Mais qu'arrive-t-il si tous ces secteurs de stockage de glycogène sont pleins et qu'il y a toujours plus de glucose dans le sang que nécessaire ? Dans ce cas, l'insuline stimule la conversion du glucose excédentaire en molécules de gras appelées triglycérides : ces derniers font partie du profil complet de graisses dans l'organisme et les taux de triglycérides sont fréquemment élevés chez les personnes atteintes d'une cardiopathie ou de diabète.

Les montagnes russes du glucose

Hélas, tous ces délicieux gâteaux, chocolats et biscuits sucrés qui font saliver nos papilles gustatives sont pleins d'ingrédients raffinés. Cela signifie que la farine, par exemple, a été traitée et que le son en a été enlevé. La plupart des fibres en ont aussi été retirées. Les fibres absorbent l'eau et contribuent à la croissance de bactéries bénéfiques dans l'intestin. Ce processus augmente le volume du bol alimentaire, fait travailler l'intestin et le maintient en bon état de fonctionnement.

Lorsque l'on consomme des aliments riches en ingrédients raffinés, la digestion se fait très rapidement et le glucose est vite absorbé par l'organisme, ce qui fait monter en flèche le taux de glycémie. En outre, tout aliment ou boisson contenant un stimulant, comme le café, le thé, l'alcool ou le chocolat, cause une hausse marquée et rapide du glucose sanguin, ce qui peut provoquer temporairement une sensation de surcroît d'énergie. Cependant, l'effet est de courte durée. Les taux de glycémie ont tôt fait de dégringoler parce que les glucides simples sont incapables de les maintenir.

Quand cela arrive, nous nous sentons fatigués et mettons la bouilloire en marche pour nous faire une tasse de thé ou de café, puis nous mangeons un petit gâteau au chocolat – et abracadabra! – nous voilà requinqués, remplis d'énergie encore une fois. Mais cette augmentation d'énergie fait monter rapidement notre taux de glycémie, reproduisant ainsi un cycle de variations successives des taux de glycémie. Avec le temps, cette stimulation en montagnes russes épuise le pancréas, qui devient incapable de produire suffisamment d'insuline pour réguler les taux de glycémie. Résultat : trop de glucose demeure dans le sang au lieu d'être converti en énergie ou en graisse.

Si nous sommes trois heures sans manger, notre glucose sanguin baisse à un très bas niveau, de sorte que nous cherchons à le faire monter rapidement. En même temps, nos glandes surrénales stimulent le foie à accroître la production de glucose. La combinaison de ces deux états cause une augmentation des taux de glycémie, ce qui sollicite encore une fois le pancréas à surproduire de l'insuline pour réduire les taux de glucose. Ce manège de montagnes russes reprend de plus belle et les glandes surrénales s'épuisent à cause de cette stimulation répétée.

Pourquoi est-il si important de maintenir un taux de glycémie stable pendant la ménopause ?

Il y a beaucoup de raisons sérieuses d'éviter les effets de montagnes russes décrits ci-dessus sur les taux de glycémie. Maintenir un taux de glycémie stable peut faire une différence énorme sur vos états émotionnels et physiques avant, durant et après la ménopause. Des taux de glycémie déséquilibrés vous mettent à risque d'avoir le diabète. Et c'est particulièrement important pendant les années de ménopause à cause de l'effet sur les glandes surrénales. Tel que nous l'avons vu plus tôt (page 11), ces glandes convertissent l'androstènedione en œstrone, qui est la source principale d'œstrogènes après la ménopause. Elles produisent aussi une hormone appelée déhydroépiandrostérone (DHA) qui est liée à l'antivieillissement. Il est donc crucial que les glandes surrénales fonctionnent de manière optimale.

Puisque le maintien de taux de glycémie stables est un facteur si important pendant la ménopause, il est clairement indiqué de modifier votre apport alimentaire en conséquence. Vous en ressentirez les avantages non seulement maintenant, mais pour le reste de votre vie.

UN COUP D'ŒIL VERS L'ORIENT

Les Japonaises, les Chinoises et les Indonésiennes éprouvent si rarement des bouffées de chaleur que leurs langues respectives n'ont pas de terme pour désigner ce symptôme de ménopause. À l'opposé, huit Américaines sur dix éprouveraient des bouffées de chaleur.

Les experts croient que cet écart serait dû à l'alimentation. Le régime alimentaire typique de l'Extrême-Orient est riche en soja ; au Japon, il comporte très peu d'aliments transformés et raffinés, mais beaucoup d'huiles de poisson frais et d'algues riches en minéraux. Les Japonaises qui s'en tiennent à une alimentation traditionnelle éprouvent moins de bouffées de chaleur que d'autres femmes; en outre, elles ont un taux plus faible de cancer du sein.

D'autres femmes asiatiques semblent également éprouver très peu de symptômes de ménopause, bien que cela puisse être attribuable à un fait culturel chez des femmes souvent éduquées à ne jamais se plaindre et à ne jamais rien révéler. On a remarqué que lorsque des femmes asiatiques émigrent en Occident et en adoptent le régime alimentaire, elles ne tardent pas à être affligées des mêmes maladies que les Occidentales.

UNE RÉCENTE ÉTUDE CHINOISE

Une étude sur l'alimentation menée en Chine à partir de 1983 a permis de recueillir des informations sur les habitudes de vie de 6 500 adultes. Cent personnes dans chacune des 65 provinces que comporte la Chine ont répondu à 367 questions portant sur leur alimentation, leur style de vie et leur état de santé. Cette recherche, qui s'est échelonnée sur 10 ans, est la plus complète à avoir jamais été menée sur les habitudes alimentaires des Chinois.

Ce fut une étude exigeante, à forte intensité de main-d'œuvre, initialement financée par le US National Cancer Institute, qui n'aurait probablement pas pu être menée ailleurs qu'en Chine. Nulle part ailleurs ne trouve-t-on une population génétiquement semblable présentant des disparités régionales aussi marquées dans les taux de maladies, les habitudes alimentaires et les expositions environnementales. Et nulle part ailleurs les chercheurs ne pouvaient-ils se permettre d'embaucher des centaines de travailleurs formés pour effectuer l'enquête. Ceux-ci ont passé trois jours dans chaque ménage à prélever des échantillons de sang et d'urine et à rassembler des informations précises sur les aliments et le nombre de portions que chacun consommait. Des échantillons alimentaires ont été aussi analysés pour leur contenu nutritif.

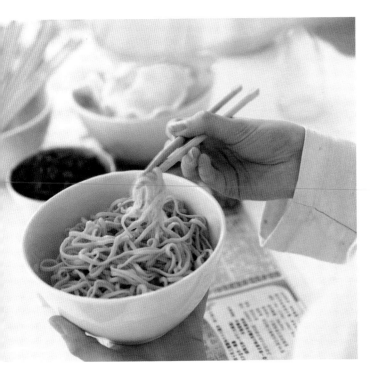

Les aliments consommés en Extrême-Orient subissent peu de traitements de transformation et de raffinage.

Ce fut de l'argent bien dépensé, car cette étude s'est avérée extrêmement importante – unique et bien menée, et a remis en question bon nombre de dogmes en matière diététique. Les points saillants de cette étude de 920 pages ont démontré ce qui suit.

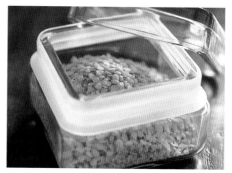
Les légumineuses, comme les lentilles, contiennent des phytoestrogènes.

- Les Chinois consomment 20 % plus de calories que les Américains, mais les Américains sont 25 % plus lourds. C'est parce que les Chinois consomment trois fois la quantité d'amidon et seulement le tiers de la quantité de graisse que consomment les Américains. Ce facteur est plus important que l'exercice.
- Les niveaux de cholestérol sont beaucoup plus bas en Chine qu'aux États-Unis. Le taux moyen chez un Chinois est de 127 mg/dl, comparativement à 212 mg/dl chez un Américain.
- L'apport en protéines est un tiers plus faible en Chine qu'aux États-Unis – 64 g (2 1/4 oz) par personne par jour, comparativement à 100 g (3 1/2 oz).
- Bien que les Chinoises ne consomment que la moitié du calcium consommé par les Américaines, l'ostéoporose n'est pas chose courante en Chine. La plupart des Chinois

L'alimentation japonaise comporte souvent une proportion élevée d'algues, lesquelles sont riches en minéraux.

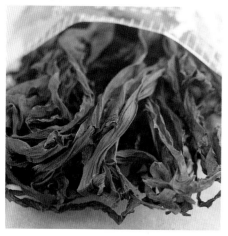

ne consomment aucun produit laitier et tirent leur calcium des plantes dont ils se nourrissent.
- En Chine, on enregistre les plus faibles taux de mortalité due au cancer du côlon dans les régions où les niveaux de cholestérol sont les plus bas.
- Pour une crise cardiaque en Chine, on en compte 16 aux États-Unis.
- Les cancers chez la femme sont liés à l'alimentation. Durant l'enfance, un régime alimentaire riche en protéines, en gras, en calcium et en calories favorise une croissance rapide et une apparition précoce des menstruations. Ce phénomène augmente le risque chez une femme d'avoir un cancer des organes reproducteurs et du sein. Les Chinoises souffrent rarement de ces cancers et voient leurs règles commencer de trois à six ans plus tard que les Américaines.
- L'alimentation chinoise est trois fois plus riche en fibres que l'alimentation typiquement occidentale; il s'ensuit un taux relativement faible du cancer du côlon chez les Chinois.
- L'anémie par manque de fer est rare chez les Chinois, bien que ceux-ci se nourrissent principalement de plantes et consomment moins de viande que les Occidentaux. Le Chinois adulte moyen consomme deux fois la quantité de fer consommé par l'Américain adulte moyen, mais la plus grande partie de ce fer provient des plantes.

CE FAMEUX SOJA

Certaines plantes contiennent des substances qui, lorsqu'elles sont ingérées, peuvent affecter le statut hormonal. Ces substances s'appellent les phytoestrogènes. La fève soja en est sans doute l'exemple le plus connu. Elle contient des phytoestrogènes connus sous le nom d'isoflavones, qui composent environ 75 % des protéines du soja. Dans l'intestin, les enzymes convertissent ces protéines en des composés qui agissent comme des œstrogènes, bien qu'ils ne soient pas des hormones. Même si leur puissance est considérablement plus faible que celle des œstrogènes produits par les ovaires (l'œstradiol), ces composés semblent imiter et moduler les œstrogènes et peuvent aider à stabiliser les fluctuations hormonales. Selon le tissu et la concentration de phytoestrogènes, soit ceux-ci agissent comme des hormones, soit ils inhibent l'action des hormones naturelles. Ainsi, ils peuvent agir de manière semblable au tamoxifène (le médicament pour traiter le cancer du sein), qui relie les récepteurs d'œstrogènes et inhibe la croissance d'un cancer du sein.

Les aliments contenant des phytoestrogènes incluent les suivants :

- les grains entiers (comme le blé, le maïs et l'avoine),
- les légumineuses (comme les pois chiches, les haricots mungo, les lentilles et les pois),
- l'ail,
- les graines de lin,
- les graines de tournesol et de citrouille,
- les amandes, les noix de cajou et les arachides,
- les radis,
- les pommes de terre,
- le fenouil,
- le céleri,
- les fèves germées (comme la luzerne),
- le persil,
- le thé vert,
- la papaye,
- la rhubarbe,
- les pommes.

Cependant, ce sont les produits de soja, comme le tofu (fromage de soja), le tempeh, le miso, le tamari (sauce soja sans blé fabriquée de manière traditionnelle), le natto, l'okara et le yuba, de même que le lait de soja et la poudre de protéines de soja, qui constituent le moyen le plus simple d'incorporer des phytoestrogènes dans votre alimentation. On a constaté qu'une dose quotidienne de 45 g (1 1/2 oz) de protéines de soja réduisait les bouffées de chaleur de 40 %.

LES COMPRIMÉS AUX EXTRAITS DE SOJA

Les Occidentaux prennent de plus en plus goût aux produits de soja. Si vous n'aimez pas ces produits, essayez les comprimés d'extraits de soja deux fois par jour pendant quelques mois.

LES ISOFLAVONES DE TRÈFLE ROUGE

Dans des essais comparatifs à double insu, la mesure de l'élasticité artérielle systémique (une mesure associée à un risque moindre de maladie cardiovasculaire) a été considérablement améliorée chez les femmes qui prenaient des suppléments d'isoflavones de trèfle rouge ; en outre, le taux de perte de densité osseuse pendant la périménopause chez les femmes prenant les mêmes suppléments avait diminué de moitié sur une période de 12 mois.

UNE TRANCHE DE BONNE FORTUNE

Il y a une vingtaine d'années, une femme vivant dans le Yorkshire, en Angleterre, a pris une décision importante sans trop savoir jusqu'où cela pourrait mener. Linda Kearns avait suivi l'hormonothérapie de remplacement pendant 13 ans après avoir subi une hystérectomie et une castration ovarienne (ablation des ovaires), mais n'avait jamais vraiment repris la forme. Elle se sentait toujours fatiguée et n'était jamais tout à fait dans son assiette. Après une alerte de cancer du sein, elle s'est dit qu'elle en avait assez et décida d'arrêter de prendre l'HTR. Ses bouffées de chaleur et ses sueurs nocturnes ont réapparu subitement.

Elle a commencé à s'informer sur les remèdes complémentaires et a découvert qu'elle pouvait remplacer l'HTR par une alimentation riche en phytoestrogènes. Le problème était que ces graines et grains naturels n'étaient pas très appétissants à eux seuls. Linda Kearns décida d'en faire un gâteau savoureux.

Pour éloigner les bouffées de chaleur

Trois semaines après avoir commencé à manger le gâteau de sa confection, ses symptômes de ménopause avaient disparu et elle débordait d'énergie. Elle prend maintenant deux tranches de son gâteau chaque jour au petit déjeuner et après le repas du soir.

Lorsque la nouvelle s'est ébruitée, Linda s'est trouvée inondée de demandes pour obtenir la recette (voir ci-contre). Aujourd'hui, quelque 2000 de ces gâteaux (agrémentés de raisins secs, de cerises ou de canneberges) sont préparés chaque jour dans une boulangerie du Yorkshire.

Environ 100 g (4 oz) par jour (ou le tiers d'un gâteau de 300 g (11 oz) suffisent habituellement à fournir la quantité adéquate de phytoestrogènes pour soulager les symptômes de la ménopause. Une tranche de 100 g (4 oz) peut sembler généreuse, mais il n'est pas nécessaire de la manger d'un seul coup. Et vous n'avez pas à vous inquiéter de la teneur en sucre et en matières grasses : le gâteau ne contient aucun sucre ajouté ni aucun gras supplémentaire autre que le gras naturellement contenu dans les diverses graines.

Recette du gâteau de Linda Kearns

Ingrédients
100 g (4 oz) de farine de soja
100 g (4 oz) de flocons d'avoine
100 g (4 oz) de graines de lin
50 g (2 oz) de graines de tournesol
50 g (2 oz) de graines de citrouille
50 g (2 oz) de graines de sésame
50 g (2 oz) d'amandes effilées
2 morceaux de gingembre confit, finement haché
200 g (8 oz) de raisins secs
environ 750 ml (1¼ chopine) de lait de soja
1 cuillère à table d'extrait de malt
½ cuillère à thé de noix de muscade
½ cuillère à thé de cannelle
½ cuillère à thé de gingembre moulu

Placer les ingrédients secs dans un grand bol et bien mélanger. Ajouter ensuite le lait de soja et l'extrait de malt. Bien mélanger et laisser tremper pendant environ une demi-heure. (Si le mélange est trop épais, ajouter du lait de soja.) Déposer à la cuillère dans deux moules à pain tapissés de papier sulfurisé et d'huile. Cuire au four à 190 °C/375 °F pendant 1¼ heure ou jusqu'à ce que les gâteaux soient cuits (vérifier à l'aide d'un cure-dent). Démouler et laisser refroidir. Le gâteau est délicieux avec du beurre ou de la tartinade. Idéalement, prendre une tranche par jour.

Remarque : *Ce gâteau ne constitue pas une HTR artificielle. C'est un gâteau qui ne contient que les ingrédients répertoriés, qui eux-mêmes contiennent des phytoestrogènes naturels d'origine végétale.*

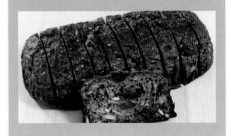

La santé en flacons

Si vous lisez des magazines, écoutez la radio commerciale ou regardez la télé, ou si vous explorez la pléthore de sites Web traitant de santé, vous êtes au courant qu'il existe une industrie florissante consacrée à la promotion des suppléments de vitamines et de minéraux. Ceux-ci sont destinés aux personnes préoccupées par une variété de problèmes de santé et, de plus en plus, des combinaisons de vitamines et de minéraux sont commercialisées pour des groupes de personnes spécifiques, comme les femmes ménopausées.

La publicité montre souvent les pilules, potions et cachets d'une manière étonnamment attrayante, tout en affichant des étiquettes d'informations néo-scientifiques compliquées. Comment savoir, alors, lequel (s'il y en a un) de ces produits améliorera ou maintiendra la santé?

Tout d'abord, vous devez savoir ce que les divers minéraux et vitamines font réellement dans le corps humain.

LES VITAMINES

- **La vitamine A** maintient la santé de la peau, des yeux, des os, des cheveux et des dents.
- **La vitamine D** aide à l'absorption et au métabolisme du calcium et du phosphore pour la solidité des os et des dents.
- **La vitamine E** aide à protéger les globules rouges, la circulation sanguine et le cœur. En tant qu'antioxydant, la vitamine E aide à protéger la membrane des cellules, les graisses et la vitamine A de la destruction par oxydation.
- **La vitamine K** est nécessaire pour une coagulation adéquate du sang et est essentielle à la formation des os.
- **La vitamine C** (acide ascorbique) est importante pour la santé des os, des dents, du collagène (qui constitue 90 % de la matrice des os) et des vaisseaux sanguins. Notre organisme ne fabrique pas et ne fait pas de réserve de vitamine C, c'est pourquoi il est important d'en prendre en quantités adéquates durant la journée.

Les vitamines B

Quatre vitamines du groupe B – B1, B2, B3 et B6 – libèrent l'énergie des aliments que nous mangeons et remplissent aussi d'autres fonctions.

- **La vitamine B1** (thiamine) est nécessaire au maintien d'un appétit normal et contribue au bon fonctionnement du système nerveux.
- **La vitamine B2** (riboflavine) est nécessaire pour la santé de la peau et des yeux.
- **La vitamine B3** (niacinamide) aide à la santé de la peau et du système nerveux, et favorise la bonne santé mentale.
- **La vitamine B6** joue un rôle dans le métabolisme des protéines et du gras et est essentielle au fonctionnement des globules rouges.
- **La vitamine B5** (acide pantothénique) combat les infections et aide à renforcer le système immunitaire.
- **La vitamine B12** (cobalamine) empêche l'anémie pernicieuse et est nécessaire à la santé du système nerveux.
- **La vitamine B17** (amygdaline) est censée éloigner le cancer.

LES GLOBULES ROUGES

Les globules rouges, qui circulent dans le sang, sont les moyens par lesquels l'oxygène se rend dans toutes les parties de l'organisme. Ils contiennent une protéine, l'hémoglobine, qui a la capacité spéciale de saisir les molécules d'oxygène à mesure que les globules circulent dans les poumons et de libérer ensuite ces molécules partout où elles sont nécessaires dans les tissus. Le fer est un constituant essentiel de l'hémoglobine et l'anémie résulte d'un manque d'hémoglobine.

LES MINÉRAUX

- Le **calcium** protège et construit les os et les dents et facilite la coagulation sanguine.
- Le **chrome** décompose le sucre pour qu'il puisse être utilisé par l'organisme ; il aide à réguler la tension artérielle.
- Le **fer** favorise la croissance, aide au bon fonctionnement du système immunitaire et est essentiel au métabolisme et à la production d'hémoglobine.
- Le **manganèse** est nécessaire à une structure osseuse normale et est important tant pour la production d'hormones par la glande thyroïde que pour la digestion.
- Le **magnésium** est extrêmement important pour la santé des os – il est au moins aussi important que le calcium (voir l'encadré). Vous aurez besoin de deux fois plus de magnésium que de calcium pour que votre biochimie de formation osseuse fonctionne bien.
- Le **phosphore** maintient les os et les dents forts et en santé ; il est nécessaire aux fonctions nerveuses et musculaires.
- Le **potassium** régule l'équilibre de l'eau dans l'organisme, facilite les fonctions musculaires et aide l'organisme à disposer de ses déchets.
- Le **sélénium** est un oligoélément qui est présent de manière naturelle dans le sol, les aliments et l'organisme. C'est un antioxydant puissant qui empêche ou ralentit le

Les épinards sont une riche source de fer et de vitamine K.

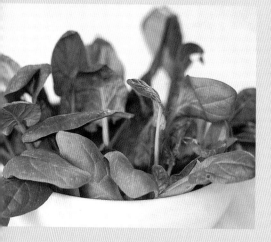

LE MERVEILLEUX MAGNÉSIUM

Soixante pour cent des dépôts de magnésium dans l'organisme sont contenus dans les os, particulièrement dans l'os trabéculaire du poignet, des cuisses et des vertèbres. Le magnésium est essentiel au métabolisme du calcium et de la vitamine C, et aide à convertir la vitamine D en une forme active qui assurera l'absorption appropriée de calcium.

vieillissement ; il est essentiel à la production d'hormones par la glande thyroïde et assure le bon fonctionnement du foie.
- Le **soufre** aide à combattre les infections bactériennes, facilite le fonctionnement du foie et fait partie des acides aminés constituant les tissus.
- Le **sodium** (le sel) est essentiel à la croissance normale et aide les fonctions nerveuses et musculaires. On le retrouve cependant en trop grande quantité dans l'alimentation de la plupart des gens.
- Le **zinc** est présent en petite quantité en tant que composant de l'insuline et est nécessaire à la régulation de la glycémie ; il favorise également un sens aiguisé de l'ouïe et du goûter. Il joue également un rôle important dans la guérison de blessures et aide la vitamine D à absorber les surplus de calcium.

En consultant les listes d'aliments aux pages 104 à 107, vous pourrez vérifier exactement quelles vitamines et quels minéraux figurent dans votre régime alimentaire actuel. Une fois cette vérification faite, vous pourriez vous rendre compte que vous ne consommez pas suffisamment d'aliments contenant des vitamines B1 ou B12, ou des minéraux comme le magnésium ou le potassium, par exemple ; aussi, augmenter ces apports vitaminiques avec un supplément pourrait être la solution. En outre, il se pourrait que vous n'aimiez pas boire du lait ou que vous ne soyez pas très portée sur les produits laitiers : ces listes vous indiquent les autres aliments qui peuvent vous fournir le calcium dont vous avez besoin.

LES SUPPLÉMENTS DE CALCIUM

Si vous décidez d'acheter des suppléments de calcium, lisez très attentivement les étiquettes. Le carbonate de calcium est le supplément de calcium le moins cher et le plus largement commercialisé – on le connaît aussi sous le nom de craie. Il faut savoir que le carbonate de calcium est un minéral inorganique; il est extrait de la terre et n'est présent, dans cette forme particulière, ni dans les plantes ni dans les animaux. Il peut augmenter le risque d'avoir des calculs rénaux et n'est pas absorbé de manière égale dans l'organisme. Par contre, le citrate de calcium est bien absorbé. Le test suivant vous indiquera si les suppléments que vous prenez sont absorbés : laissez tremper vos suppléments dans un verre de vinaigre chaud pendant 30 minutes, en brassant toutes les deux ou trois minutes. Le vinaigre chaud reproduit à peu près les conditions de l'intestin. Si vos suppléments ne se dissolvent pas après 30 minutes, essayez-en d'un autre type.

DES SUPPLÉMENTS SENSÉS

Les suppléments sont souvent écartés par les nutritionnistes, qui estiment que ces produits sont inutiles, mais ils sont la solution si vous n'avez ni le temps ni l'envie de vous cuisiner des plats nutritifs, ou si cela vous rassure de prendre une tablette contenant la quantité nutritionnelle recommandée quotidiennement. Il existe de plus en plus de preuves que les suppléments peuvent avoir un effet bénéfique sur les symptômes de la ménopause, particulièrement les produits suivants :

- Gynovite Plus de Lambert – multivitamines et minéraux pour les femmes pendant et après la ménopause. (Recommandé par le Service consultatif pour l'alimentation des femmes en Grande-Bretagne.)
- Complexe d'isoflavones de BioCare – le soja fermenté et les vitamines B6 et E. (Les produits BioCare sont vendus en Europe, de même qu'à Singapour, en Afrique du Sud, en Israël et à Oman.)
- Complexe de phytostérol de BioCare – source naturelle de stérols d'origine végétale.

- Solgar Earth Source – approprié pour les végétariens. Depuis plusieurs années, la production de Solgar est faite sous surveillance rabbinique afin d'obtenir la certification casher – recherchez le symbole KOF-K sur ces produits. (Ces suppléments sont fabriqués aux États-Unis et sont vendus dans 20 pays.)

LES ACIDES GRAS

Si vous décidez de prendre une préparation appropriée de vitamines et de minéraux, sachez que les acides gras essentiels constituent le deuxième groupe alimentaire le plus important en matière de suppléments à longue portée. Tel que nous l'avons mentionné plus haut dans ce chapitre, ils sont un composant vital de chaque cellule du corps humain et l'organisme a besoin d'eux parce que :

- ils isolent les cellules nerveuses,
- ils maintiennent la souplesse de la peau et des artères,
- ils équilibrent les hormones,
- ils gardent le corps chaud.

Les graines de lin sont une source d'acides gras oméga-3. L'huile de lin de BioCare se vend sous forme de capsules ou de poudre citronnée en format de 500 mg et de 1000 mg.

Les graines de lin sont également vendues sous forme d'huile.

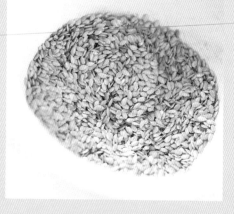

Les aliments santé

Essayez de vous procurer des aliments de haute qualité et de source sûre.

- Les fruits et les légumes – consommez-en abondamment.
- Les grains entiers et les céréales – consommez-en modérément.
- Les haricots, les pois et les lentilles – consommez-en souvent.
- Les gras et les concentrés (aliments à haute teneur en protéines, en gras et en sucre) – consommez-en avec parcimonie.

Les aliments suivants sont tous de riches sources de vitamines et de minéraux.

LES FRUITS

Pommes *fer, manganèse, vitamines A, B1, B2, B3, B17, C, D et E*

Abricots *sodium, zinc, vitamine B17*

Avocats *manganèse, vitamines B, C et E*

Bananes *potassium, chrome, vitamines B et C*

Mûres *vitamines B, C et E*

Cerises *vitamines B et C*

Canneberges *vitamine C*

Prunes Damson *vitamines B et E*

Dates *sodium, vitamine B*

Figues *sodium, soufre, vitamines B et C*

Groseilles *vitamines B, C et E*

Pamplemousses *potassium, phosphore, vitamines B et C*

Raisins *fer, vitamines B, C et E*

Goyaves *vitamine C*

Kiwis *vitamine C*

Citrons *vitamines B et C*

Mûres de Logan *vitamines B et C*

Mangues *vitamines B et C*

Melons *vitamine C*

Nectarines *zinc, vitamine B17*

Olives *sodium*

Oranges *magnésium, vitamine C*

Papayes *vitamines A, B1, B3 et B5*

Fruits de la passion *vitamines B et C*

Pêches *manganèse, vitamines B et C*

Ananas *vitamine C*

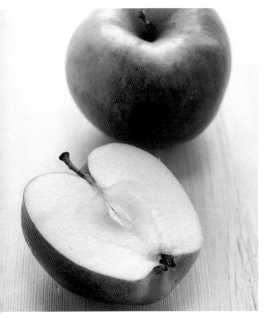

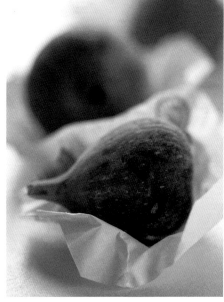

Prunes *fer, vitamines B17 et C*
Coing *fer, vitamines B et C*
Framboises *sodium, soufre, vitamines B, C et E*
Rhubarbe *vitamines B, C et E*
Fraises *sodium, soufre, vitamines B et C*
Tangerines *vitamines B et C*
Tomates *potassium, vitamines B, C et E*
Ugli *(un agrume indigène de la Jamaïque résultant d'un croisement entre un pamplemousse et une tangerine) potassium, phosphore, magnésium, vitamine C*

LES LÉGUMES

Artichauts *potassium, vitamines A, B et C*
Asperges *potassium, vitamines A, B, C et E*
Aubergines *magnésium, phosphore, vitamine B*
Haricots *vitamine B12*
Betteraves *vitamine C*
Brocoli *sélénium, vitamine E*
Choux de Bruxelles *soufre, vitamine C*
Carottes *soufre, vitamines A, B et C*
Chou-fleur *potassium, vitamines B, C et E*
Courgettes *vitamines B et E*

Ail *soufre, vitamines A, B1, B 2, B3, B5 et C*
Chou frisé *calcium, phosphore, potassium, soufre, vitamine A*
Légumes-feuilles *fer, vitamines B2 et C*
Champignons *vitamines C et E*
Gombo *(une plante africaine, aussi connue sous le nom d'okra) magnésium, soufre, vitamines B et C*
Oignons *sélénium, soufre, vitamines B3 et C*
Persil *vitamines A, B3, B5 et E*
Panais *soufre, vitamines B, C et E*
Pois *calcium, vitamines B et C*
Piments *vitamine C*
Bananes plantains *vitamines B et C*
Pommes de terre *calcium, chrome, soufre, vitamine C*
Citrouilles *fer, zinc, vitamines B et C*
Radis *potassium, vitamine C*
Chou rouge *magnésium, vitamines B et C*
Chou de Savoie *vitamines B, C et E*
Épinards *calcium, fer, chrome, vitamines B, E et K*
Chou de printemps *vitamines B et C*
Ciboule *vitamine C*
Courges *fer, phosphore*
Maïs sucré *vitamines B et E*

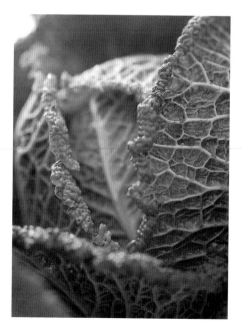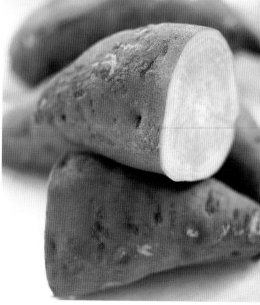

Cresson *vitamines B3, C et D*
Chou blanc *vitamines B et C*
Ignames *(patates douces) vitamines A, B et C*

LES PRODUITS LAITIERS
Beurre *à consommer à l'occasion*
Fromage *vitamine B2, à consommer avec modération*
Crème *résistez!*
Œufs *sodium, soufre (jaune d'œuf), zinc, vitamines B2, B12 et E*
Lait *calcium, vitamines B12 et D*
Yogourt *vitamines A, B, D et E*

LA VIANDE, LE POISSON ET LES FRUITS DE MER
Bacon *achetez-le de la meilleure qualité! Faites-le griller plutôt que frire*
Hareng *vitamines B2 et D*
Huîtres *zinc, vitamine B*
Quahog *(une palourde comestible) phosphore, sélénium*
Saumon *calcium, vitamines B2 et D*
Thon *phosphore, sélénium, vitamines B2 et D*

LES HARICOTS
Pois chiches *vitamines C et E*
Fèves soja *calcium, potassium*
Farine de soja *vitamine B*

LES GRAINES
Graines de citrouille *fer, zinc, vitamines B et C*
Graines de sésame *calcium, phosphore, vitamine B1*
Graines de tournesol *vitamine B1*

LES NOIX
Amandes *calcium, magnésium, vitamines B2 et E*
Noix Barcelona *vitamines B et C*
Noix du Brésil *fer, phosphore, vitamines B et E*
Noix de cajou *magnésium, vitamines B et E*
Marrons *potassium, vitamines B et C*
Noix de coco *soufre, vitamines B, C et E*
Noisettes *vitamines B et E*
Arachides *vitamines B1 et E*
Pacanes *vitamines B et C*
Noix de pin *vitamine B*

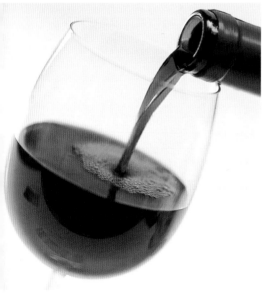

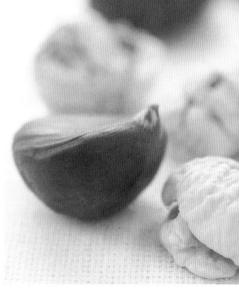

Pistaches *vitamine B*
Noix de Grenoble *fer, magnésium, vitamines B, C et E*

LES GRAINS

Le pain *est un aliment vital. (Attention avec le pain blanc, car il peut contenir du sucre ou du dextrose ou de la farine améliorée – cette dernière est excellente si l'étiquette indique qu'elle contient de l'acide ascorbique, qui est une forme de vitamine C)*
Chapatis *vitamine B*
Pain de seigle *vitamines A, B1, B2, B3, B5, B12 et E, et manganèse*
Pain de blé entier *chrome et manganèse*
Riz *fer, magnésium, phosphore, vitamine B1*

CÉRÉALES

(Lisez l'étiquette pour vérifier la teneur en sucre.)
Son *sélénium, phosphore, fer, vitamine B1*
Avoine *magnésium, sodium, vitamine B1*
Germe de blé *zinc, magnésium, vitamines B1 et E*

BOISSONS

Champagne *profitez-en!*
Cacao *zinc, vitamines B et E*
Café *réduisez votre consommation*
Thé *manganèse, vitamines B et C*
Eau *buvez-en huit verres par jour*
Vin *la vitamine B contenue dans le vin rouge est excellente pour le cœur!*

FRIANDISES, COLLATIONS ET GÂTERIES

Biscuits *à éviter : contiennent généralement beaucoup de sucre raffiné*
Gâteaux *résistez!*
Chocolat *pour une gâterie spéciale seulement!*
Croustilles *vitamines B, C et E*
Pâtisseries danoises *résistez!*
Miel *calcium*
Crème glacée *calcium*
Confiture *vitamine C*
Beurre d'arachide *vitamines B, C et E*
Sucre *le sucre blanc raffiné ne contient pas de vitamines ; le sucre demerara et le sucre muscovado contiennent de la vitamine B*

5

L'exercice

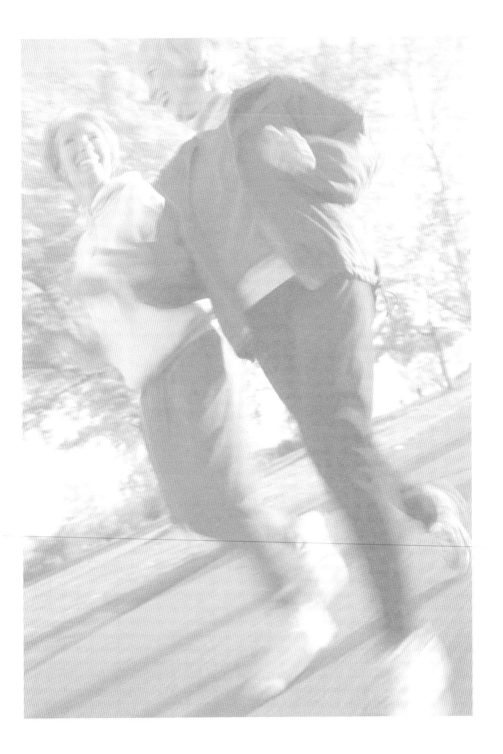

Bougez!

Les bénéfices que procure l'exercice physique sont nombreux et bien documentés. L'exercice permet à votre organisme de brûler la graisse plus efficacement et augmente le métabolisme pour que les calories continuent à être brûlées à un taux accéléré, même après que vous avez arrêté l'exercice, ce qui vous aide à maintenir votre poids.

L'exercice peut avoir un puissant effet sur la santé en général. L'exercice régulier aide au fonctionnement efficace des intestins, qui débarrassent l'organisme de ses déchets. En outre, l'exercice :

- améliore les fonctions du système immunitaire et du système lymphatique et renforce la capacité de l'organisme à maintenir l'équilibre des taux de glycémie ;
- maintient la densité osseuse ;
- maintient la masse musculaire ;
- augmente le métabolisme en brûlant des calories et des graisses ;
- réduit le stress ;
- soulage de nombreux symptômes de ménopause, tels que les bouffées de chaleur ;
- aide les anciens fumeurs à ne pas recommencer à fumer ;
- stimule le système immunitaire, réduisant la vulnérabilité au rhume et à la grippe ;

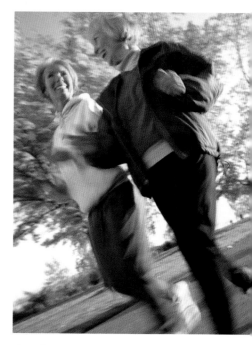

S'entraîner avec un(e) ami(e) peut être une source supplémentaire de motivation.

- aide à maintenir la flexibilité et la capacité de mouvement des articulations à mesure que l'on vieillit.

UN CŒUR EN SANTÉ

L'exercice régulier est essentiel à la santé du cœur. Les recherches démontrent constamment qu'il aide à garder les artères flexibles et qu'il réduit les niveaux de cholestérol.

Les exercices d'aérobie – qui augmentent la fréquence cardiaque – sont considérés comme étant idéals pour un cœur en santé. Alors essayez de faire 30 minutes d'activités aérobiques, telles que de la natation, de la marche rythmée, de la course à pied ou du vélo, au moins trois fois par semaine.

Commencez doucement puis augmentez l'intensité de vos exercices graduellement. Il est normal et sain que vous soyez modérément essoufflée.

COMPTEZ LES CALORIES

Combien brûlez-vous de calories dans vos activités quotidiennes ? Voici combien vous pouvez en brûler en vingt minutes :

Activité	Calories brûlées
Faire le repassage	20
Faire des tâches ménagères	60
Creuser dans le jardin	100
Monter des escaliers	120
Descendre des escaliers en courant	200

Maintenir la pression

L'activité physique peut vous aider à maintenir une tension artérielle basse ; une heure de marche rythmée, cinq fois par semaine, serait l'idéal pour que vous profitiez au maximum des effets bénéfiques de l'exercice physique. Cependant, si vous n'avez pas de temps pour une session d'exercices prolongée quotidienne, vous pouvez profiter tout aussi efficacement de courtes périodes d'activité intense qui s'accordent avec votre routine quotidienne. Prenez l'escalier plutôt que l'ascenseur, descendez de l'autobus un arrêt plus tôt et utilisez le vélo au lieu de prendre la voiture pour vos déplacements de courte distance.

CONSTRUIRE DES OS ET DES MUSCLES

Les os et les muscles ont besoin d'exercices pour les articulations portantes afin que soit renforcée la densité osseuse. Les exercices à impact élevé sont :

- le ski,
- l'aérobie,
- le tennis,
- la course à pied,
- l'entraînement léger avec poids et haltères.

EXERCEZ VOTRE ESPRIT

Votre santé mentale profitera aussi de l'exercice régulier. L'activité physique libère des endorphines qui vous font vous sentir bien, rehaussent votre humeur et vous aident à vous détendre.

La natation et le jogging peuvent aussi vous aider à vous calmer les esprits, tandis que la danse rythmée accompagnée de musique vous mettra de bonne humeur – la danse a la réputation de chasser le blues d'une ménopause difficile (voir page 124).

LES ENDORPHINES
Les endorphines sont des substances chimiques sécrétées par le cerveau qui aident à se sentir heureux, calme et alerte.

SE MOTIVER

Fréquenter un gymnase ou un centre de mise en forme peut être approprié à votre style de vie – mais cela peut aussi ne pas vous convenir. Les droits d'adhésion et la nécessité d'acheter des vêtements appropriés peuvent dissuader de nombreuses personnes, de même que l'idée de s'exposer devant des étrangers. Il est facile de se sentir intimidé ou mal à l'aise et l'on perd bientôt sa motivation si l'expérience nous déplaît.

Mais beaucoup de gymnases et de centres de loisirs offrent une vaste gamme d'activités – de la salsa au baladi en passant par le kick-boxing et l'escalade – il vaut donc la peine de prendre le temps d'examiner les possibilités.

La natation est une façon plaisante de faire de l'exercice.

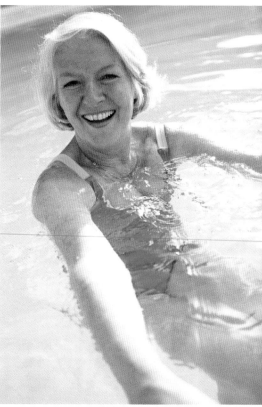

Le balancement de la jambe

Cet exercice améliorera votre souplesse et votre circulation sanguine. Utilisez un coussin si vous trouvez que vos articulations sont dans une position inconfortable lorsque vous êtes à genoux.

1 Mettez-vous à quatre pattes. Vous pouvez faire cet exercice avec ou sans mini-haltères. Si vous voulez utiliser ces derniers, placez-en un dans la pliure de votre genou droit. Soulevez légèrement la partie inférieure de votre jambe pour garder le poids en place.

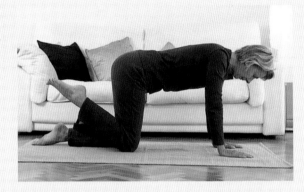

2 Soulevez le genou plié jusqu'à ce qu'il soit de niveau avec votre colonne vertébrale et que votre pied droit pointe vers le plafond.

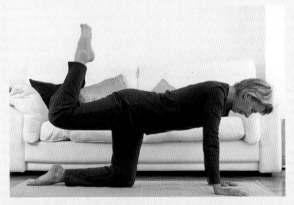

3 Balancez la jambe qui est soulevée en-dessous de vous jusqu'à ce que votre genou soit sous votre poitrine. Ramenez votre jambe à la position de départ et reposez le genou par terre. Répétez l'exercice en utilisant l'autre jambe.

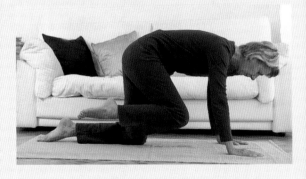

Marcher à genoux sur les mains

Cet exercice met beaucoup de pression sur les mains de même que sur les os et les articulations des bras. Assurez-vous que votre colonne vertébrale demeure droite en ne laissant pas pendre votre tête.

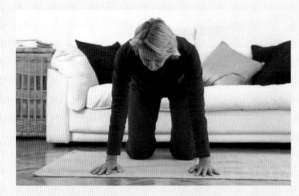

4 Mettez-vous à quatre pattes en gardant le dos droit.

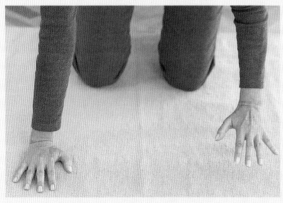

5 Sans bouger les genoux et les pieds, marchez lentement sur les mains vers l'avant jusqu'à ce que vos bras portent la plus grande partie de votre poids. Assurez-vous de garder votre colonne vertébrale droite.

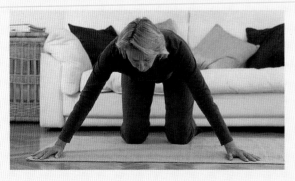

6 Marchez maintenant sur les mains sorties vers l'extérieur. Cela augmentera grandement la force des os de vos bras. Puis marchez sur les mains à reculons en suivant le même modèle, jusqu'à ce que vous soyez revenue confortablement en équilibre à quatre pattes. Répétez ces mouvements à quelques reprises, puis levez-vous.

Adopter la bonne posture

Durant l'enfance, nous adoptons une posture naturellement détendue, mais à mesure que nous mûrissons, notre corps commence à refléter les tensions de la vie. Il est facile de prendre l'habitude de s'affaler dans un fauteuil ou de se tenir le dos rond devant un écran d'ordinateur sans faire de pauses. Pour exécuter certaines tâches, l'on doit parfois demeurer debout pendant de longues périodes ou faire des actions répétitives. Toutes ces occupations peuvent exercer un stress excessif sur des parties spécifiques de notre corps.

Chaque jour, nous prenons des postures incorrectes sans le remarquer, ce qui se répercute sur d'autres fonctions physiques et épuise notre énergie.

D'autres problèmes de posture peuvent avoir une base émotionnelle – les personnes qui portent un fardeau émotionnel peuvent souvent être vues littéralement en train de le porter sur leurs épaules.

La cyphose est un problème physique qui peut être rectifié par des exercices particuliers. Cette courbure du haut de la colonne est parfois associée à l'ostéoporose et elle est donc fréquente chez les femmes postménopausées.

Si la cyphose devient un problème pour vous, vous pourriez trouver utile d'intégrer la méthode d'entraînement physique Pilates à votre routine quotidienne. Ces exercices ont été mis au point par Joseph Pilates, un gymnaste allemand qui fut aussi skieur, boxeur, lutteur et entraîneur d'éducation physique ; ces exercices sont basés sur la prémisse que nos mouvements physiques profitent le plus à notre santé lorsqu'ils font des actions conscientes au service de notre volonté. Alors, que ce soit pour marcher, pour nous asseoir, pour pivoter ou pour nous étirer, nous devrions toujours guider nos mouvements en ayant clairement à l'esprit les gestes que nous faisons et les avantages que nous en tirons.

La méthode Pilates diffère des autres formes d'exercices principalement en raison de son approche holistique et de son entraînement combiné de l'esprit et du corps pour adopter un alignement corporel adéquat. Ses éléments clés sont les suivants :

- l'allongement de muscles courts et le renforcement des muscles faibles,
- l'amélioration de la qualité de mouvement,
- la concentration sur les muscles clés de la posture pour stabiliser le corps,
- le travail pour placer la respiration correctement,
- la maîtrise des moindres mouvements,
- la compréhension et l'amélioration de la bonne mécanique du corps,
- la relaxation mentale.

MAUVAISE POSTURE   BONNE POSTURE

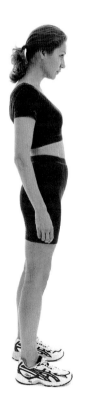
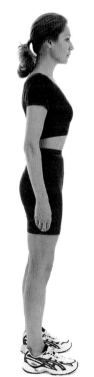

Une bonne posture n'est pas simplement une question de dos droit. Elle confère aux membres leur équilibre, permettant à des mouvements comme la marche d'être exécutés en douceur. Nous avons tous notre propre façon de marcher et, lorsque nous sommes conscients de nos postures corporelles, nous pouvons améliorer notre équilibre et notre maîtrise des mouvements qui autrement passent inaperçus, comme se tenir debout, s'asseoir et s'étendre.

SE TENIR DEBOUT

Si vous observez la posture des gens – par exemple à un arrêt d'autobus ou dans une file d'attente – vous remarquerez que très souvent ils ne savent simplement pas quoi faire de leur corps.

Ils mettent leur poids sur une jambe en pliant l'autre – puis transfèrent leur poids sur l'autre jambe. Ils tentent de se tenir droits, mais les genoux se bloquent et le bassin est poussé vers l'avant, créant un creux exagéré dans le bas de la colonne vertébrale. Quant à leurs bras, les gens ne savent pas où les mettre ! Ils se les croisent sur la poitrine, ils joignent leurs mains derrière leur dos ou se les accrochent sur les hanches. C'est comme s'ils n'avaient aucun sens de la gravité de leur corps. Or, si nous trouvions ce centre de gravité, nous pourrions avoir un maintien équilibré et facile.

Comment se tenir debout

- Tenez-vous les pieds écartés pour qu'ils soient alignés avec les hanches.
- Assurez-vous que vos deux jambes sont tournées directement vers l'avant.
- Vos jambes doivent être bien droites, mais vos genoux ne devraient pas être bloqués derrière leur articulation.
- Laissez vos bras se détendre naturellement et pendre à côté des hanches.
- Sentez le milieu de chacun de vos pieds soutenir votre poids.
- Ne vous balancez pas de l'arrière à l'avant, laissez vos talons supporter votre poids, ou placez votre poids sur la plante de vos pieds.

Vous augmenterez votre confiance en vous-même en vous tenant de manière bien équilibrée.

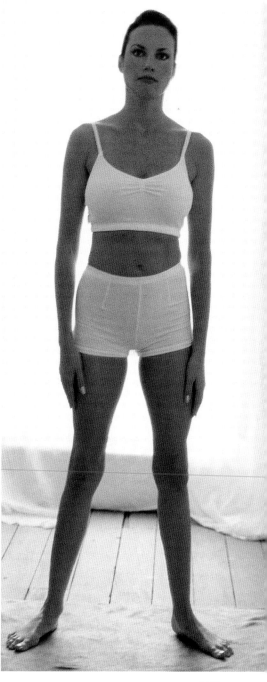

Une fois que vous aurez incorporé cette façon de vous tenir au repos, en détendant vos muscles et en centrant votre équilibre, vous sentirez que vous vous fatiguez moins vite qu'auparavant, vous aurez l'impression d'être plus grande et vous serez généralement plus détendue dans votre environnement.

Vous devriez être capable de poser vos deux pieds à plat lorsque vous êtes assise.

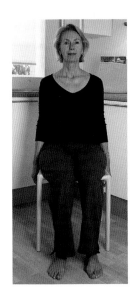

SE TENIR ASSIS

Tout comme pour la position debout, la position assise est une posture que nous ne savons pas vraiment bien tenir. Nous nous assoyons en équilibre sur l'os d'une hanche, puis nous transférons le poids sur l'autre hanche. Nous croisons les jambes ou nous nous assoyons sur une jambe repliée. Nous nous tortillons sur notre siège, cherchant une posture confortable, qui semble ne jamais devoir durer.

Nous cherchons des solutions extérieures; nous installons des appuis lombaires sur nos chaises ou nos sièges de voiture. L'ennui, c'est que ces supports ne sont pas appropriés à la plupart d'entre nous – ils sont trop bas pour offrir un soutien aux bons endroits. Ils ont plutôt tendance à pousser la colonne vertébrale vers l'avant, laquelle à son tour pousse les muscles abdominaux et les organes internes.

Choisir une chaise

Si vous recherchez une chaise qui vous supportera correctement le dos et qui vous permettra d'adopter une bonne posture assise, vous devrez vérifier les points suivants :

- Vous devez pouvoir y être assise confortablement et vos cuisses doivent être complètement soutenues par le siège de la chaise.
- Vous devez pouvoir poser vos deux pieds à plat sur le plancher sans difficulté.
- Le dossier doit être à hauteur des omoplates – les dossiers de beaucoup de chaises de bureau sont soit trop hauts, soit trop bas.

Rappelez-vous de vous asseoir en répartissant également votre poids, les genoux légèrement écartés, de manière à supporter le poids, les pieds ensemble, alignés avec les genoux.

La position couchée

Nous passons environ le tiers de la journée en position couchée. Là encore, nous n'y prêtons guère attention. Nous nous couchons et voilà tout. Et, puisque nous passons le plus clair de cette période à dormir, nous n'avons pas conscience de notre posture.

La position couchée devrait être notre ultime posture de repos, mais nous réussissons tout de même à faire toutes sortes de contorsions qui mettent de la tension sur nos muscles et limitent notre circulation sanguine. Combien de fois vous est-il arrivé de vous réveiller avec des muscles ankylosés et un mal de dos? Dormir sur le ventre ne soutient pas la colonne, qui sera souvent tordue si l'on a une jambe repliée. Pour respirer correctement en position couchée sur le ventre, vous devez avoir la tête tournée d'un côté. Non seulement avez-vous ainsi le cou tordu, mais cette posture peut coincer vos nerfs et vous faire éprouver une sensation d'engourdissement et de picotement.

Les meilleures positions pour dormir sont sur le dos ou sur le côté. Si vous avez un problème dans le bas du dos, vous pourriez dormir avec un oreiller entre les genoux.

C'EST L'HEURE DE SE LEVER !

Combien de fois cela vous est-il arrivé de vous réveiller et d'avoir instinctivement envie de vous étirer avant même de mettre un pied hors du lit ? Très souvent, votre corps tout entier fait ce geste d'étirement : vous allongez le dos, les bras et les jambes sans commander consciemment ces mouvements. Vous pouvez même bâiller en le faisant – un autre réflexe. L'étirement vous procure une sensation agréable, mais en quoi cela peut-il être bon pour vous ?

L'étirement aide à allonger et à détendre les muscles. Si nous imaginons que nos muscles ont les mêmes propriétés que des bandes élastiques, nous comprendrons facilement le but des étirements. Trop de tension resserre les muscles, ce qui fait que l'on se sent fatigué et déprimé. Le relâchement de la tension musculaire par l'étirement redonne aux muscles leur élasticité et facilite l'harmonisation des muscles avec les articulations.

Des muscles tendus causent un certain nombre de problèmes et, comme les muscles sont interconnectés, une blessure ou une lésion peut ne pas survenir dans la zone de tension musculaire, mais dans une zone qui lui est connectée. Par exemple, une blessure dans le bas du dos peut provoquer une tension des muscles du jarret à l'arrière du genou. Des tendons du jarret trop tendus limitent la mobilité et entraînent à leur tour une tension dans le bas du dos. Des tendons extrêmement tendus tirent sur le bassin, ce qui crée des problèmes de posture corporelle.

Étirer vos muscles devrait vous procurer un inconfort tolérable. La sensation ressentie devrait être une sensation d'étirement et non de déchirement. Faites attention ! Si vous éprouvez une douleur lancinante ou irradiante pendant l'étirement, arrêtez immédiatement l'exercice, sinon vous risquez de vous blesser.

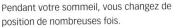

Pendant votre sommeil, vous changez de position de nombreuses fois.

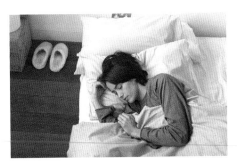
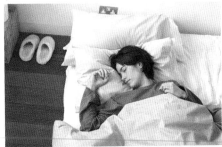
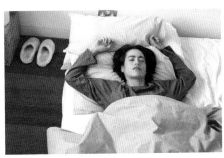
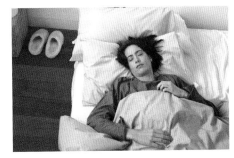

L'étirement des tendons du jarret

Les tendons du jarret sont les deux tendons situés dans le creux poplité, à l'arrière du genou. Les tendons sont construits de tissus fibreux durs et non élastiques qui relient le muscle aux attaches osseuses. Cet exercice Pilates vous aidera à étirer ces tendons.

1 Placez vos fesses sur le bord d'un bureau ou sur le bras d'un sofa, pour que votre bassin soit tout juste soutenu. Posez le talon d'un pied sur un tabouret bas placé devant vous. Assurez-vous que le tabouret est assez proche de vous pour ne pas devoir allonger la jambe. Tournez votre pied vers l'extérieur pour étirer vos tendons du jarret et vos muscles fessiers.

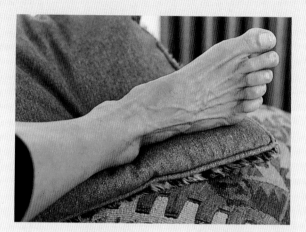

2 Ensuite, rentrez vos pieds vers l'intérieur pour étirer la partie interne de vos tendons.

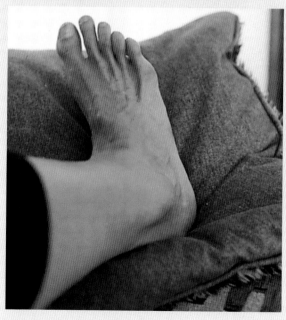

L'étirement des épaules

Cet exercice Pilates vous aidera à étirer vos épaules. Répétez cet exercice de trois à six fois.

1 Mettez-vous à genoux et placez un coussin entre vos genoux et vos mollets. Serrez le coussin et joignez vos mains derrière le dos au niveau des fesses. Inspirez, remontez le périnée et rentrez les muscles du ventre.

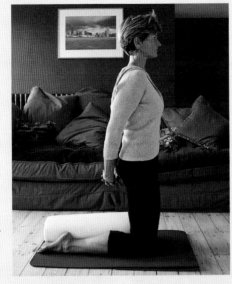

2 Expirez, tirez les épaules vers l'arrière et rapprochez vos omoplates l'une de l'autre.

3 Étirez vos mains jointes en les éloignant de votre fessier. Respirez à trois reprises en maintenant cette position.

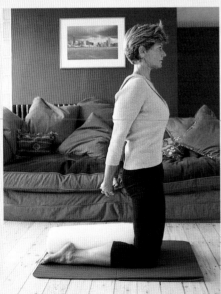

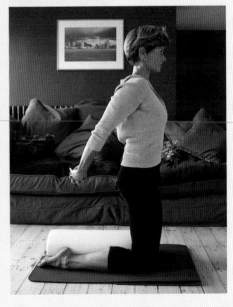

L'étirement du cou

Le but de cet exercice Pilates est d'étirer et de détendre les muscles du cou. Répétez chaque étape une à trois fois.

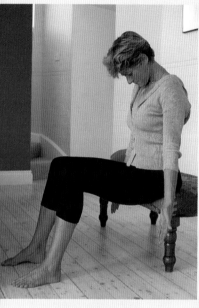

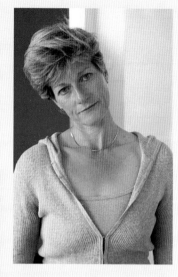

2 Rapprochez votre oreille droite de votre épaule droite tant que vous vous sentez à l'aise. Prenez de 10 à 30 respirations profondes et lentes en maintenant cette position.

1 Assoyez-vous sur le bord d'une chaise ou d'un lit. Dirigez le menton vers votre poitrine. Positionnez-vous confortablement en relâchant les muscles de votre poitrine en premier lieu et de votre abdomen ensuite, puis laissez votre colonne retomber doucement vers l'avant. Prenez de 10 à 30 respirations profondes et lentes en maintenant cette position.

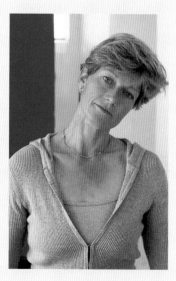

3 Rapprochez maintenant votre oreille gauche de votre épaule gauche tant que vous vous sentez à l'aise. Prenez de 10 à 30 respirations profondes et lentes en maintenant cette position.

L'étirement du chat

Cet exercice aidera à améliorer la souplesse de vos articulations vertébrales. Répétez-le trois à six fois.

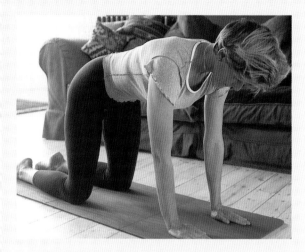

1 Placez-vous à genoux, les mains au sol, en vous assurant que vos mains sont alignées avec vos épaules et que vos hanches sont alignées avec vos genoux. Assurez-vous que votre dos est droit et que votre tête et votre cou sont en ligne droite avec votre dos, en parallèle avec le plancher. Inspirez en sentant l'air pénétrer au milieu des omoplates. Remontez le périnée et rentrez les muscles du ventre.

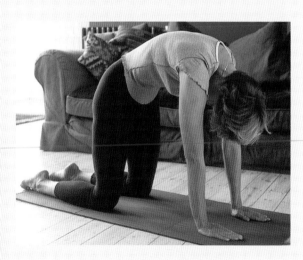

2 En expirant, arrondissez votre coccyx vers l'intérieur, poussez sur les mains et soulevez votre sternum en rentrant le menton et la tête vers l'intérieur. Maintenez cette position et inspirez. Expirez et baissez-vous pour reprendre votre position de départ (étape 1) en inversant les séquences : ramenez votre tête en position parallèle au plancher, puis votre menton et enfin votre coccyx.

Se mettre en forme en douceur

Il existe plusieurs façons d'introduire des exercices dans votre mode de vie sans que vous ayez à opérer de grands changements ou à vous inscrire dans un gymnase.

- Si vous n'habitez pas trop loin de votre lieu de travail, vous pourriez vous lever un peu plus tôt que d'habitude, laisser la voiture à la maison et marcher pour vous rendre au travail – du coup, vous ferez votre petite part pour l'environnement !
- Si vous restez trop loin, descendez du métro, du train ou de l'autobus deux arrêts plus tôt. Marcher d'un pas rapide vingt minutes chaque jour est excellent pour faire pomper le cœur ; vous vous sentirez énergique et revigorée lorsque vous commencerez votre journée de travail.
- Les travaux ménagers et le jardinage sont deux activités que vous pouvez transformer

Si vous ne voulez pas joindre une classe d'exercices formelle, essayez de visiter votre gymnase local et utilisez les équipements d'exercices.

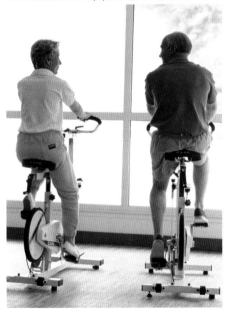

en exercices profitables : passez l'aspirateur avec un peu plus de vigueur qu'à l'accoutumée, ratissez la pelouse plus énergétiquement et étirez-vous davantage lorsque vous époussetez – tout cela peut être salutaire !
- Prenez l'habitude de faire une promenade à l'heure du lunch. Le simple fait de vous rendre à pied au comptoir de sandwichs contribuera à vous mettre en forme et vous aidera à éviter cette baisse soudaine d'énergie au début de l'après-midi.
- Si vous travaillez à la maison, théoriquement, il vous est facile de faire une pause, mais en pratique, vous devez vous discipliner si vous voulez vous réserver du temps pour l'exercice. Il peut être pratique d'avoir un chien – les chiens sont toujours contents d'avoir des occasions d'aller se promener !
- Vous pourriez aussi vous entraîner à la maison en regardant une vidéo d'exercices physiques.
- Si l'intimité sexuelle fait partie de votre vie, le sexe énergique peut être une forme d'exercice très excitante ; il augmente le rythme cardiaque, accroît la capacité pulmonaire et fait travailler les muscles. Cependant, il se pourrait que le sexe soit la dernière chose que vous ayez à l'esprit, car vous souhaitez d'abord avoir la pleine maîtrise de vos symptômes de ménopause ; un partenaire compréhensif peut faire toute la différence.
- Si vous passez une journée à faire des emplettes, essayez de vous rendre à pied dans les magasins plutôt que de sauter dans un autobus ou de prendre la voiture – transporter des sacs est une bonne façon de combiner une promenade avec des exercices pour les articulations portantes.
- Lorsque vous faites des courses dans les grands magasins, empruntez l'escalier plutôt que l'ascenseur. Monter des marches aide à tonifier les muscles des jambes et accélère le rythme cardiaque.
- Étirez-vous, sautez et courez sur place pendant cinq ou dix minutes tout en regardant la télévision ou en écoutant de la musique.

DES PRÉCAUTIONS PLEINES DE BON SENS AVANT DE COMMENCER LES EXERCICES

- Si vous êtes âgée de plus de 50 ans et que vous avez des facteurs de risque pour la santé ou que vous avez été extrêmement inactive, voyez votre médecin avant de commencer un programme d'exercices.
- L'exercice doit être régulier. L'entraînement intense de week-end – où votre habituelle sédentarité se transforme soudainement en six heures de tennis – est plus dangereux qu'utile.
- Arrêtez-vous si vous vous sentez à bout de souffle, si vous ressentez une tension musculaire, de la douleur aux articulations, de l'engourdissement et des picotements, particulièrement dans la poitrine et les bras.
- Portez des chaussures appropriées. L'entraînement physique est devenu une affaire de chaussures spécifiques : on trouve maintenant des chaussures conçues spécialement pour la marche à pied, d'autres pour les sauts aérobiques, d'autres encore pour toutes sortes de courses et de danses aérobiques. Vous pourriez être tentée d'utiliser la même paire pour chaque activité, mais un investissement dans des chaussures appropriées est essentiel – pour le bien-être de vos pieds !
- Ne négligez pas l'importance du sommeil. Si vous éprouvez des sueurs nocturnes, votre structure de sommeil peut être totalement détraquée. Il est important d'essayer de combler votre manque de sommeil dès que vous en avez la possibilité.
- Si vous avez besoin d'information avant de commencer, trouvez cette information. Des livres et des vidéos peuvent vous donner une bonne idée de la façon de commencer ; si vous voulez sauter tout de suite dans le vif du sujet, joignez-vous à une classe.
- Buvez un verre d'eau avant et après l'exercice. Ne vous fiez pas à votre soif pour établir la quantité d'eau dont vous avez besoin – si vous avez soif, vous êtes déjà déshydratée.
- Les sports comme le golf, le tennis, le badminton et le cricket sont amusants et constituent une excellente façon de se faire des

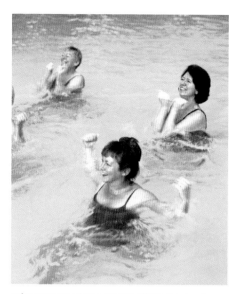

Informez-vous sur les classes d'exercices locales : vous pourriez être étonnée de la quantité d'activités auxquelles vous pouvez vous inscrire.

amis, mais étant donné que ces sports, par leur nature, comportent des arrêts et des départs constants, ils vous permettent rarement de maintenir un rythme cardiaque suffisamment élevé pour être qualifiés d'exercices aérobiques.

- Si vous voulez augmenter votre endurance et maintenir votre cœur en santé, choisissez des activités comportant des mouvements continus comme la marche à pied ou la natation, ou joignez-vous à une classe de danse aérobique.

DEVRAIS-JE FAIRE DE L'EXERCICE QUAND JE NE ME SENS PAS BIEN ?

Si vous avez mal à la tête, si votre nez est congestionné ou si vous éternuez, essayez de faire 10 minutes d'exercices, évaluez ensuite votre état. Si vous vous sentez bien, continuez. Mais si vous avez une toux de poitrine ou ressentez des douleurs d'estomac ou de la tension musculaire, il vaut mieux suspendre vos sessions d'exercices pendant un jour ou deux.

ALLONS DANSER !

Il vous est peut-être déjà arrivé de passer des vacances à l'étranger et de revenir la tête remplie du souvenir rayonnant de ces cultures où la danse est une partie essentielle de la vie.

Et le monde entier nous offre un choix immense ! Il fut un temps où la danse ne se pratiquait que dans les salles de bal traditionnelles. Mais de nos jours, les clubs offrant des cours de flamenco, de lambada, de swing, de break dancing, de danse en ligne et de danse solo poussent comme des champignons : la salsa et le tango argentin sont particulièrement populaires.

La danse est une célébration instinctive de notre état physique – on danse lorsqu'on se sent bien et on se sent bien lorsqu'on danse. La danse est une façon d'être en contact avec soi-même et avec les autres – toucher une autre personne est la confirmation que l'on est bien vivant !

Une soirée dansante est une forme d'exercice équivalant à trois heures de vélo. La danse :

- libère de l'énergie et des émotions,
- fait circuler le sang dans les jambes, ce qui est bon pour le cœur,
- maintient le cerveau en alerte,
- favorise les postures souples et la relaxation,
- encourage la confiance en soi et nourrit un sens de l'accomplissement à mesure que l'on maîtrise de nouveaux pas,
- fournit l'occasion de se rapprocher d'une multitude de partenaires dans un cadre où l'habileté et l'enthousiasme transcendent l'âge, le sexe et la classe sociale.

Quel que soit votre choix d'exercices, ayez du plaisir ! Si le facteur «euphorique» est absent, essayez autre chose.

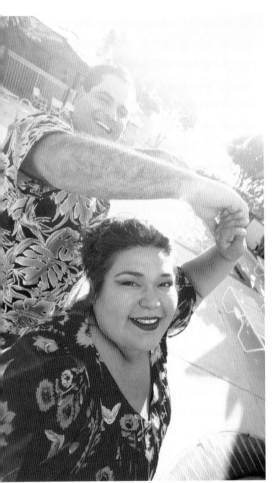

Si vous ne voulez pas fréquenter votre gymnase local, pourquoi ne pas vous inscrire à des leçons de danse ?

66 *Tout le monde s'en fout que vous dansiez mal. Levez-vous et dansez ! Les grands danseurs ne sont pas grands à cause de leur technique, ils le sont à cause de leur passion.*

MARTHA GRAHAM
Danseuse et enseignante américaine
(1895-1991)　　　99

Bibliographie

CHAPITRE 1

Ford, G., *Listening to Your Hormones*, Prima, 1996.

Mason, A., *Health and Hormones*, Penguin Books, 1960.

Melville, A., *Natural Hormone Health*, Thorsons, 1990.

Sellman, S., *Hormone Heresy*, Getwell International, 2000.

Teaff, N. et Wiley, K., *Perimenopause – Preparing for the Change*, Prima, 1999.

CHAPITRE 2

Clark, J., *Hysterectomy and the Alternatives*, Virago, 1993; Vermilion, 2000.

Clark, J., *HRT and the Natural Alternatives*, Hamlyn, 2003.

Coney, S., *The Menopause Industry*, Spinifex Press Pty Ltd, Australia, 1991.

Kenton, L., *Passage to Power*, Vermilion, 1996.

Ridley, M., *Genome – The Autobiography of a Species in 23 Chapters*, Fourth Estate, 1999.

CHAPITRE 3

Bradford, N., *The Hamlyn Encyclopaedia of Complementary Health*, Hamlyn, 2000.

Glenville, M., *Natural Alternatives to HRT*, Kyle Cathie, 1997.

Roland, P., *How to Meditate*, Hamlyn, 2000.

Simonton, O. C., *Getting Well Again*, Bantam Books, 1978.

Whiteaker, S., *The Good Retreat Guide*, Rider, 2001.

CHAPITRE 4

Mervyn, L., *The Dictionary of Vitamins*, Thorsons, 1984.

Norman, J., *Aromatic Herbs*, Dorling Kindersley, 1989.

Savarin-Brillat, J. A., *The Physiology of Taste*, Penguin 1970 (première publication en 1825).

CHAPITRE 5

Blount, T. et McKenzie, E., *PilateSystem*, Hamlyn, 2001.

Index

Remerciements

Rédactrice en chef technique : Jane McIntosh
Éditrice du projet : Charlotte Wilson
Direction artistique : Leigh Jones
Conception : Tony Truscott
Recherche photographique : Luzia Strohmayer

Contrôle de la production : Nosheen Shan
Illustrations : Philip Wilson et Cactus Design and
  Illustration
Index : Indexing Specialists (UK) Ltd

Acestock Ltd 42, 48 ; **Alamy**/ Phoebe Dunn 14/ Imagestate 117/ Image Source 7 ; **Bubbles**/ Jennie Woodcock 49 à droite ; **Getty Images**/ Samuel Ashfield 41/ Chris Cheadle 79/ Jim Cummins 36/ Candice Farmer 123/ Howard Grey 9, 13/ David Hanover 53/ Walter Hodges 109, 110/ Romilly Lockyer 111/ Stuart McClymont 124/ Laurence Monneret 18/ Antony Nagelmann 78/ Andreas Pollok 72/ Mark Scott 92/ Steve Smith 1, 47/ Terry Vine 15 /Mel Yates 88 ; **Octopus Publishing Group Limited** 3, 31, 71/ Colin Bowling 26, 62, 67 en haut, 67 en bas, 70/ Jean Cazals 106 à gauche/ Colin Gotts 115/ Marcus Harpur 68 à droite/ Sandra Lane 102/ Sean Myers 68 à gauche/ Peter Pugh-Cook 10, 25, 49 à gauche, 63, 76, 81, 82, 86, 89, 114/ William

Reavell 90, 93, 94 à droite, 97, 98 en haut, 103/ Gareth Sambidge 55, 83 en haut, 83 au centre, 83 en bas, 85/ Nikki Sianni 56, 74, 112, 113, 116/ Ian Wallace 4, 75, 87 en haut, 87 en bas, 94 à gauche, 98 en bas, 104 à gauche, 104 à droite, 105 à gauche, 106 à droite/ Philip Webb 105 à droite/ Mark Winwood 2, 118, 119, 120, 121 ; **Science Photo Library**/ David Gifford 37/ Tim Malon et Paul Biddle 60 /Andrew McClenaghan 61/ Will et Deni McIntyre 34/ Professeurs P.M. Motta et J. Van Blerkom 17/ Perlstein, Jerrican 122/ Sinclair Stammers 32/ Tek Image 58/ Sheila Terry 64 en bas/ Th Foto-Werbung 64 en haut/ Jim Varney 46/ Hattie Young 50 ; **Wellfoods Limited**/Tel : 01226 381 712/ www.bake-it.com 100.